GESUNDE FÜSSE
step by step

KATY BOWMAN

GESUNDE FÜSSE

step by step

Rücken-, Hüft- und
Knieschmerzen vermeiden

Aus dem Amerikanischen von Andrea Panster

HANS-NIETSCH-VERLAG

Zum Geleit

Ich bin Fachärztin für Fußheilkunde sowie Spezialistin für Füße und Fußgelenke. Viele meiner Patientinnen und Patienten mit Problemen wie Hühneraugen, Hammerzehen, Ballenzehen (*Hallux valgus*) und Fersenschmerzen klagen mir täglich ihr Leid. Jeder Podiater wird ihnen sagen, dass man diese Erkrankungen u. a. mit Einlagen, Spritzen, Polstern, Medikamenten und/oder anderem Schuhwerk behandelt.

Es kommen aber auch Patienten zu mir, um eine zweite ärztliche Meinung einzuholen, nachdem ihnen zu einer Operation geraten wurde. Der Eingriff wird meist damit begründet, dass ein muskulär bedingtes Problem des Bewegungsapparats bereits unwiderrufliche strukturelle Veränderungen verursacht habe.

Die moderne Chirurgie hat große Fortschritte gemacht. Trotzdem sollten wir nicht außer Acht lassen, dass wir es hier mit biomechanischen gesundheitlichen Problemen zu tun haben, die nicht angeboren sind, sondern durch mangelndes Wissen über den menschlichen Bewegungsapparat, schlechte Angewohnheiten und oft auch durch die Wahl ungeeigneter Schuhe erworben wurden.

In dieser Einführung in eine gesunde Biomechanik des Fußes zeigt Katy Bowman auf amüsante Weise, wie viel wir für das dauerhafte Wohlbefinden unserer Füße tun können. Sie macht einfache Lösungsvorschläge, die Sie übernehmen und eigenständig anwenden können. Wenn Patienten ihre Übungen machen, stelle ich in der Regel eine positive Wirkung fest.

Katy Bowman hat verstanden, dass der komplexe Bereich der Fußgesundheit sich auf das Wohlbefinden des gesamten Körpers auswirkt. In einer Zeit, in der die Zukunft der medizinischen Versorgung ungewiss ist und Krankheiten wie Diabetes und Fettleibigkeit auf dem Vormarsch sind, können Sie lernen, wie der Körper funktioniert, und Ihre Gesundheit selbst in die Hand nehmen.

Gesunde Füße – step by step ist der Beweis dafür, dass Sie mithilfe eines speziellen Übungsprogramms biomechanisch bedingte Leiden unterhalb des Knies korrigieren können. Nutzen Sie es, um sich selbst etwas Gutes zu tun. Möglicherweise verspüren Sie unmittelbar eine Erleichterung. Um dauerhafte Verbesserungen zu erreichen, braucht es allerdings ein wenig Fleiß.

Obwohl Katy Bowmans Ansatz einen revolutionären Umgang mit der eigenen Gesundheit darstellt, wird das neue Paradigma nur die Menschen unterstützen können, die für ihr Wohlergehen selbst Verantwortung übernehmen. Wie ihr Buch zeigt, ist Wohlbefinden für alle möglich – wenn sie bereit sind, etwas dafür zu tun.

Dr. Theresa Perales,
Fachärztin für Fußheilkunde,
Ventura, Kalifornien (USA)

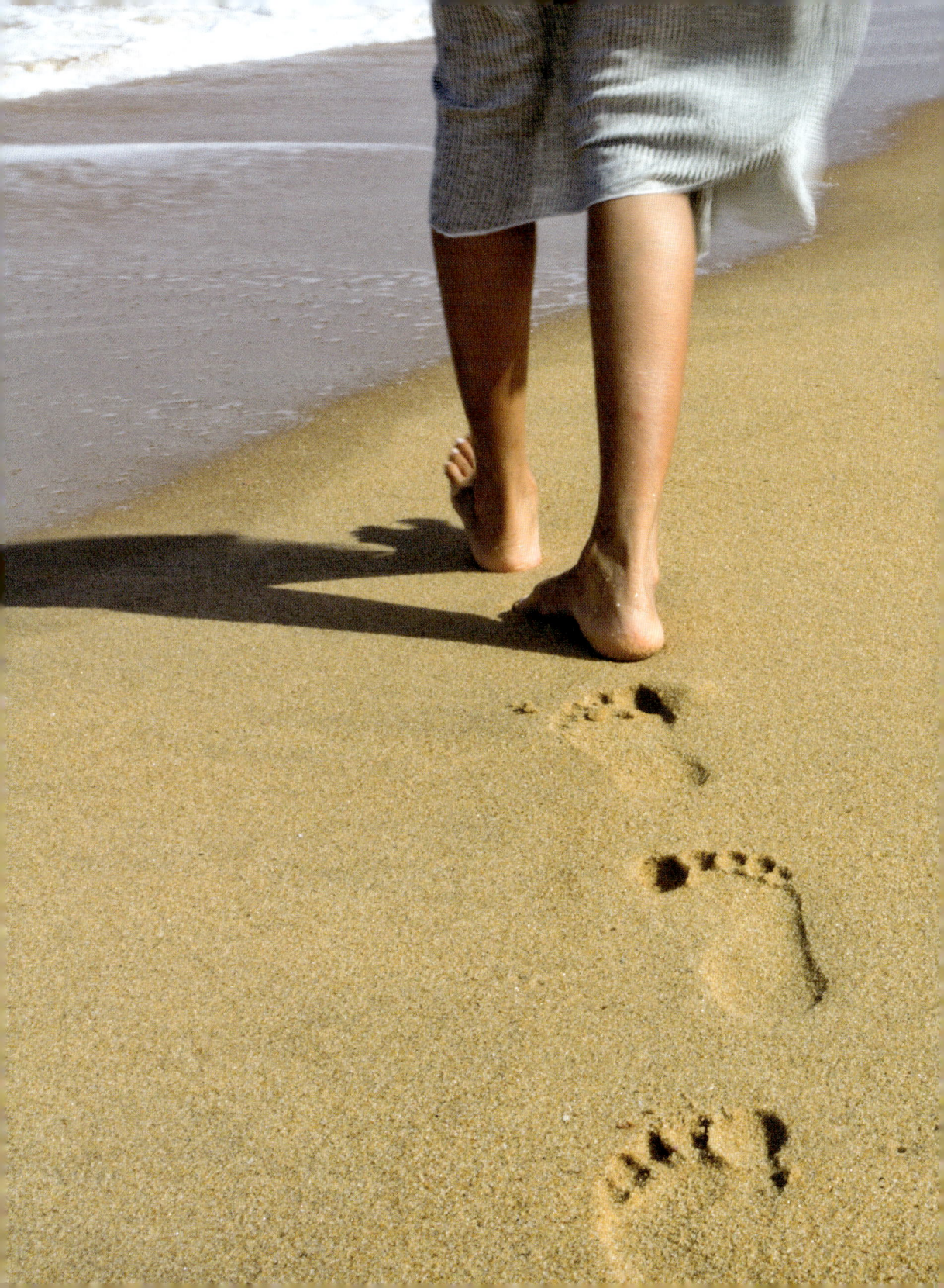

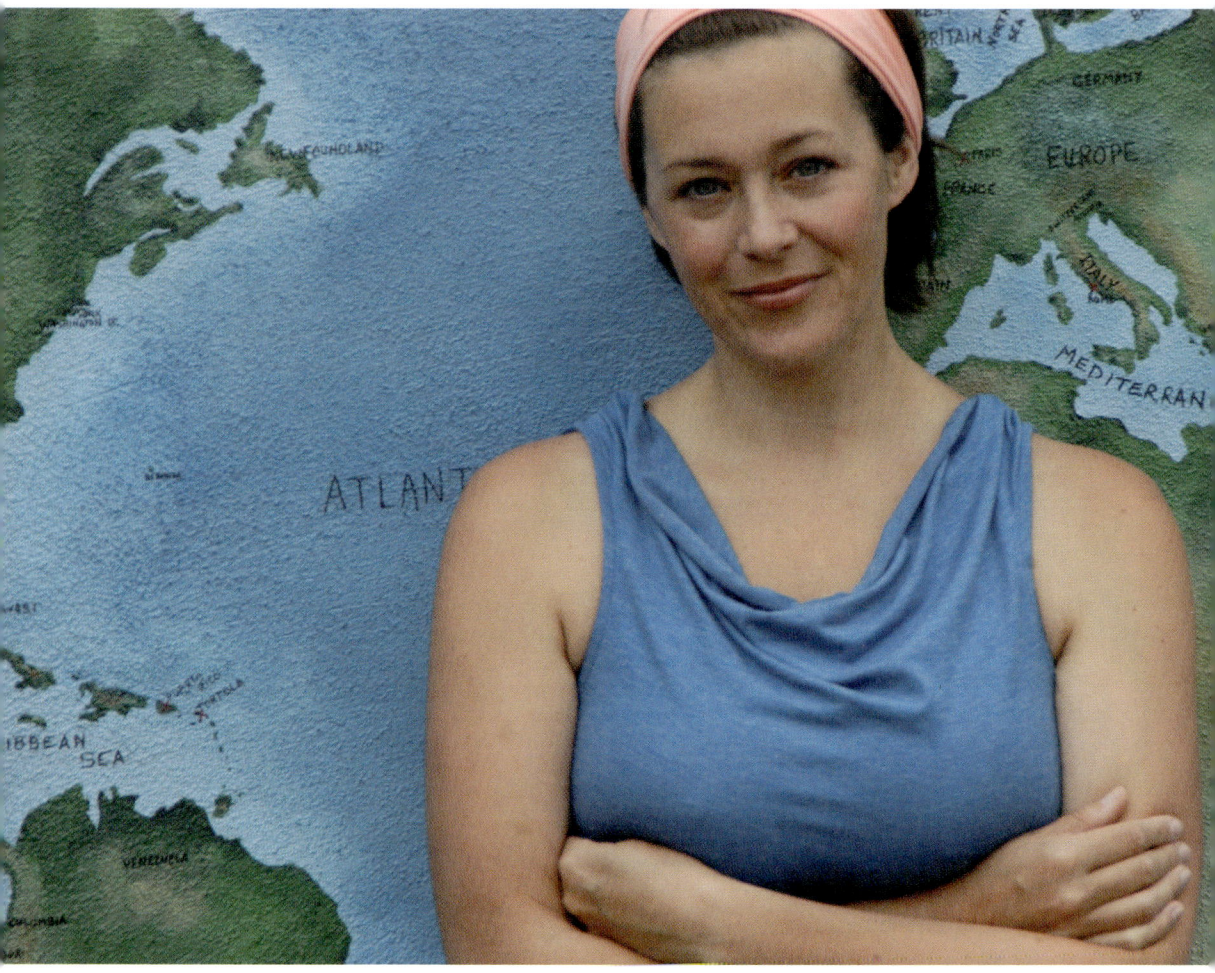

Vorwort zur vorliegenden Ausgabe

Die erste Ausgabe dieses Buches wurde im Jahr 2011 unter dem Titel *Every Woman's Guide to Foot Pain Relief: The New Science of Healthy Feet* veröffentlicht. Sie wurde in viele Sprachen übersetzt und hat schon Tausenden von Menschen geholfen, ihre Fußschmerzen loszuwerden – doch das waren ausschließlich Frauen.

Ich biete Hilfe bei Fußerkrankungen an. Meine Lösungen sind einfach, aber nicht immer leicht zu realisieren: Nehmen Sie kleine Veränderungen der Körperhaltung beim Stehen und Gehen vor, um Ihre Füße anders zu belasten. Finden Sie heraus, in welchen Bereichen sie weniger beweglich sind. Machen Sie korrigierende Übungen und lernen Sie, in welchen Bereichen ein Schuh die Füße in ihrer Kraft einschränken kann. Da diese einfachen Maßnahmen einen tief greifenden Nutzen haben, baten vom Fußschmerz geheilte Frauen schon bald, ich möge auch einen Ratgeber schreiben, den sie an männliche Freunde und Familienmitglieder weitergeben könnten.

Alle in der ursprünglichen Fassung enthaltenen Informationen gelten jedoch – bis auf wenige Ausnahmen – gleichermaßen für Männer und für Frauen. Auch Männer leiden unter schmerzhaften Fußproblemen und den damit verbundenen Erkrankungen. Da ich verhindern wollte, dass Ihnen ein im Grunde universeller Ansatz zur Fußgesundheit entgeht, habe ich eine neue Ausgabe geschrieben. Sie ist für alle gedacht, die sie brauchen.

Bei dieser Gelegenheit habe ich auch gleich einen Teil der aktuellen Forschungsergebnisse aus dem Bereich „Minimal"- oder „Barfußschuhe" mit einfließen lassen. Es waren aufregende Jahre in der Welt der Fußschmerzgeplagten. Der Trend zum Minimalschuh verschwand aber ebenso schnell, wie er gekommen war. Übrig blieben ein paar eingefleischte Fans des Barfußlebensstils, die in den Genuss der erstaunlichen Vorzüge gesunder Füße kamen – und ein paar Leute mit gravierenden Fußverletzungen. Solche Verletzungen stellen sich ein, wenn man in Minimalschuhe schlüpft, ohne zuvor die durch lebenslanges Schuhetragen hervorgerufenen Schäden zu beseitigen. Viele dieser Verletzungen wären zu vermeiden gewesen, hätten die Betreffenden einen Teil der in diesem Buch gegebenen Informationen und Übungen beherzigt.

Gesunde Füße – step by step wurde für *alle* Zweibeiner geschrieben, ob Männer oder Frauen, die schmerzfrei gehen und etwas für gesündere, stärkere Füße tun möchten – einen einfachen Schritt nach dem anderen.

Katy Bowman

Inhalt

Einführung	11
Darf ich vorstellen: Ihre Füße!	14
Wie steht es um Ihre Füße?	26
Fuß- und Hüftknochen sind miteinander verbunden	36
Sind Ballenzehen erblich?	42
Die Anatomie des Schuhs	48
Die Wissenschaft vom Schuh	54
Risikofaktor „High Heels & Co."	66
Fitness für Ihre Füße	76
Der nächste (erste) Schritt	92
Hilfreiche Empfehlungen, Richtlinien und „Häufig gestellte Fragen"	100
Anhang	114
Dehnübungen und Haltungskorrekturen für dauerhaft gesunde Füße – Ein komplettes Workout	114
Bezugsquellen	118
Literaturverzeichnis	119
Register	120

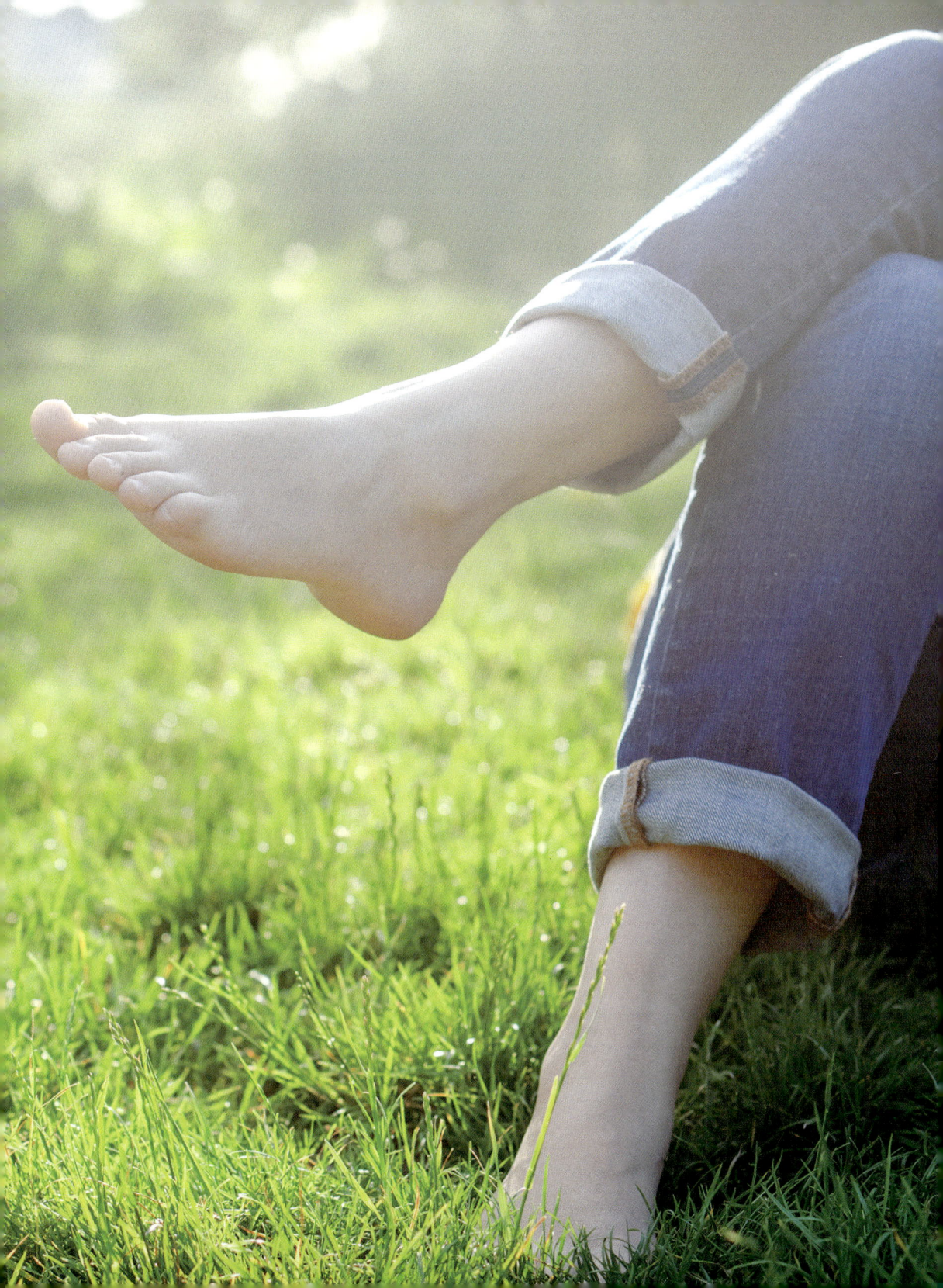

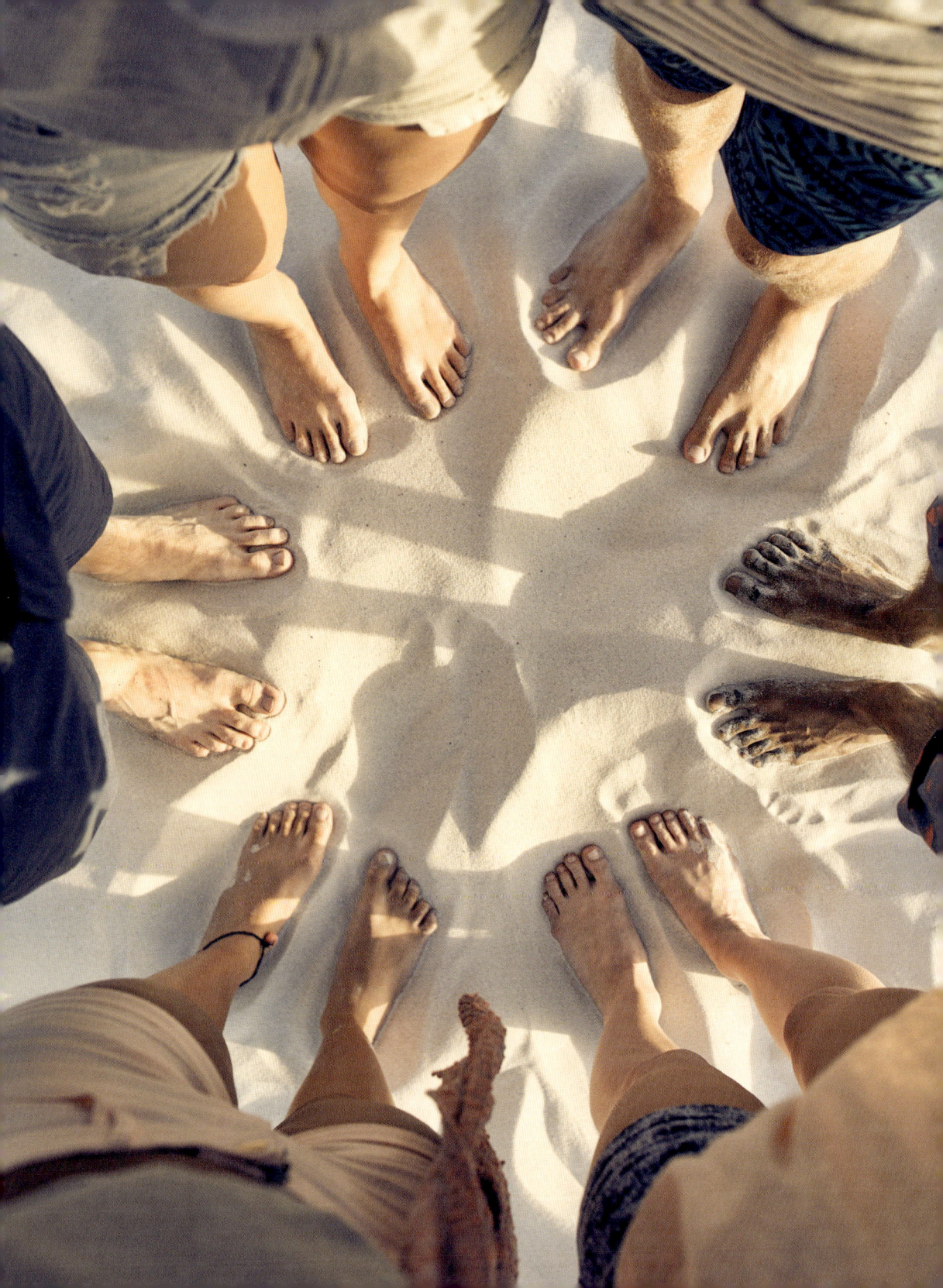

Einführung

Der Weg zu gepflegten Füßen ist weit, und immer häufiger nehmen wir Umwege über die Arztpraxis, die Apotheke oder sogar den Operationssaal in Kauf, um unsere Fußbeschwerden loszuwerden. Tatsächlich beschränken sich unsere Fußbeschwerden aber nicht nur auf die Gliedmaßen, die normalerweise in den Schuhen stecken. Fußprobleme sprechen Bände über den künftigen Zustand unserer Knie und Hüften. Sie entscheiden letztendlich, ob wir das Gehen zur sportlichen Ertüchtigung nutzen können, und auch darüber, ob wir unsere goldenen Jahre mobil und unabhängig genießen können. Der Fuß ist an fast allen menschlichen Aktivitäten beteiligt – vom Sitzen einmal abgesehen. Wenn wir aufrecht und aktiv bleiben und uns dabei wohlfühlen wollen, müssen wir uns mehr Wissen über unsere Füße aneignen.

Verbesserung ist jederzeit möglich!

Ich höre oft Sätze wie: „Ich bin zu alt, um noch große gesundheitliche Verbesserungen zu erzielen." Oder: „Meine Füße sind schon ewig in diesem Zustand. Daran wird sich nichts mehr ändern!" Beide Aussagen sind jedoch falsch! Der aktuelle Zustand Ihrer Füße spiegelt alles wider, was Sie bis jetzt für sie getan haben. Menschliches Gewebe ist dynamisch und passt sich ständig den darauf einwirkenden Kräften an. Wenn diese sich verändern, so wirkt sich das auch auf das Gewebe aus – ganz gleich, ob es sich dabei um gute oder schlechte Angewohnheiten handelt.

In *Gesunde Füße – step by step* erfahren Sie, wie Sie Ihre Füße wieder auf Vordermann bringen können. Körperliche Probleme haben oft komplexe Auswirkungen – vor allem, wenn es uns an anatomischem, physiologischem oder therapeutischem Wissen fehlt. Aber manchmal ist die Lösung viel einfacher, als Sie denken.

Leider bestätigt das Gesundheitssystem unsere Überzeugung, Heilung sei eine vielschichtige, schwierige Angelegenheit. Angesichts der Fortschritte in Pharmazie und Technik ist es verständlich, dass zunächst diese modernen Behandlungsmethoden zum Einsatz kommen – ganz nach dem Motto: Je moderner die Behandlung, desto besser.

Verstehen, wie der Körper funktioniert

In Wirklichkeit erfordert die Behandlung der meisten Erkrankungen jedoch weder teure Verfahren noch komplizierte Produkte – und nicht einmal Medikamente. Probleme des Stütz- und Bewegungsapparats – also Erkrankungen der Knochen, Bänder und Muskeln – sind häufig die Folge einer einfachen und gut erkennbaren Gewohnheit: *der Art und Weise, wie wir uns bewegen*.

Je besser Sie verstehen, *wie Ihr Körper funktioniert*, desto klarer wird Ihnen auch der Zusammenhang zwischen der *Art und Weise, wie Sie ihn bewegen* und *wie er sich anfühlt*. Bedauerlicherweise werden wir ohne eine benutzerfreundliche Gebrauchsanweisung für den Umgang mit unserem Körper geboren, die eine schnelle Fehlersuche ermöglicht. Aber es besteht Grund zur Hoffnung: Jeder, der über ein paar Grundkenntnisse in Physik- und Geometrie verfügt, kann sich ausrechnen, bei welchen Gelenkstellungen der Verschleiß am größten ist, welche Schuhe Druck auf welche Gewebepartien ausüben und welche Gangmuster die Kraft der Muskeln und das Leitvermögen der Nerven einschränken können.

Die Wissenschaft von der menschlichen Bewegung wird „Motorik" oder auch „Kinesiologie" genannt. Sie wird in viele Teildisziplinen untergliedert, eine davon ist die Biomechanik. Dieser interdisziplinäre Wissenschaftszweig untersucht, wie sich die Gesetzmäßigkeiten der klassischen Mechanik (bezüglich Schwerkraft, Druck, Reibung etc.) auf lebendes Gewebe auswirken. Mein Spezialgebiet ist die Biomechanik von Erkrankungen und Verletzungen. Ich habe mich der Aufgabe verschrieben, Menschen wie Ihnen die naturwissenschaftlichen Grundlagen Ihres Bewegungsapparats zu vermitteln, damit Sie körperliche Schäden vermeiden und beheben können.

Geometrie des menschlichen Körpers und Fußgesundheit

Doch in diesem Buch geht es um weit mehr als um Ihre Füße (selbst wenn Sie sehr große Füße haben). Es werden auch Erkrankungen oberhalb des Knö-

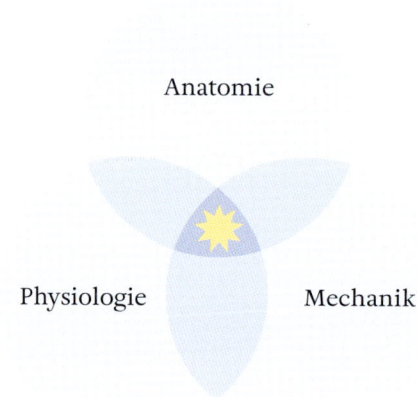

Die Biomechanik ist die Schnittmenge dieser drei Wissenschaften.

chels zur Sprache kommen, für die der Zustand der Füße wichtig ist und die dort entstehen, wo sich die Folgen von schlechtem Schuhwerk bemerkbar machen. Wegen der Spezialisierung im Gesundheitswesen tauschen sich Podiater (in der Regel sind dies Fußchirurgen) oder Podologen (medizinische Fußpfleger) normalerweise nicht mit Wirbelsäulenexperten (Orthopäden) oder Neurologen aus, da jeder Mediziner zunächst versucht, auftretende Probleme mit dem Inhalt des eigenen Werkzeugkastens zu lösen.

In medizinischen Fachzeitschriften tauchten erst in jüngster Zeit biomechanische Studien auf, die sich mit Veränderungen der Geometrie des menschlichen Körpers und Körperhaltung sowie der Frage beschäftigen, welche Belastungsschäden diese am Gewebe verursachen. Physiker wissen schon seit Jahrhunderten, dass die Geometrie des menschlichen Körpers physikalische Kräfte wie Druck, Reibung und Schwerkraft beeinflusst.

Und wie alle anderen physischen Strukturen in unserem Universum ist auch der menschliche Körper den grundlegenden Gesetzen der Geometrie und der klassischen Mechanik unterworfen. Je mehr man deshalb über die anatomischen Strukturen und physiologischen Vorgänge weiß, die die Regeneration des menschlichen Gewebes steuern, desto klarer wird das Bild.

Gesunde Füße – step by step erklärt, wie unser Schuhwerk und unsere gewohnte Haltung eine Geometrie unseres Körpers erzeugen, die gängige Fußleiden verursacht. Die körperlichen Korrekturen mögen einfach sein – doch dahinter steckt eine Wissenschaft, die so beständig ist wie die Schwerkraft selbst.

Gewohnheiten verändern

Jedes Fußleiden ist anders, aber alle stören die Funktionsfähigkeit unseres gesamten Körpers. An kaum einer Bewegung sind unsere Füße nicht beteiligt. Unabhängig von ihrem aktuellen gesundheitlichen Zustand finden Sie in diesem Buch Informationen, die Ihnen nützlich sind, um sich *besser zu bewegen* und sich damit auch *besser zu fühlen*.

Dennoch ist *Gesunde Füße – step by step* kein Ersatz für eine professionelle medizinische Betreuung, sondern eher eine Gebrauchsanweisung. Es erklärt, wie Ihre Füße funktionieren und wie Sie Gewohnheiten ändern können, die möglicherweise zu Ihrem Fußproblem beitragen. Die Anpassungsfähigkeit von menschlichem Gewebe ist phänomenal. Schon kleine Veränderungen im Bewegungsmuster geben Anstoß für eine neue physiologische Richtung. Tag für Tag baut der Körper altes oder selten benutztes Gewebe ab und neues, besonders häufig beanspruchtes Gewebe auf. Er passt sich ständig dem an, was Sie *im Augenblick gerade* tun.

Verändern Sie Ihre Gewohnheiten und Sie verändern Ihr Leben!

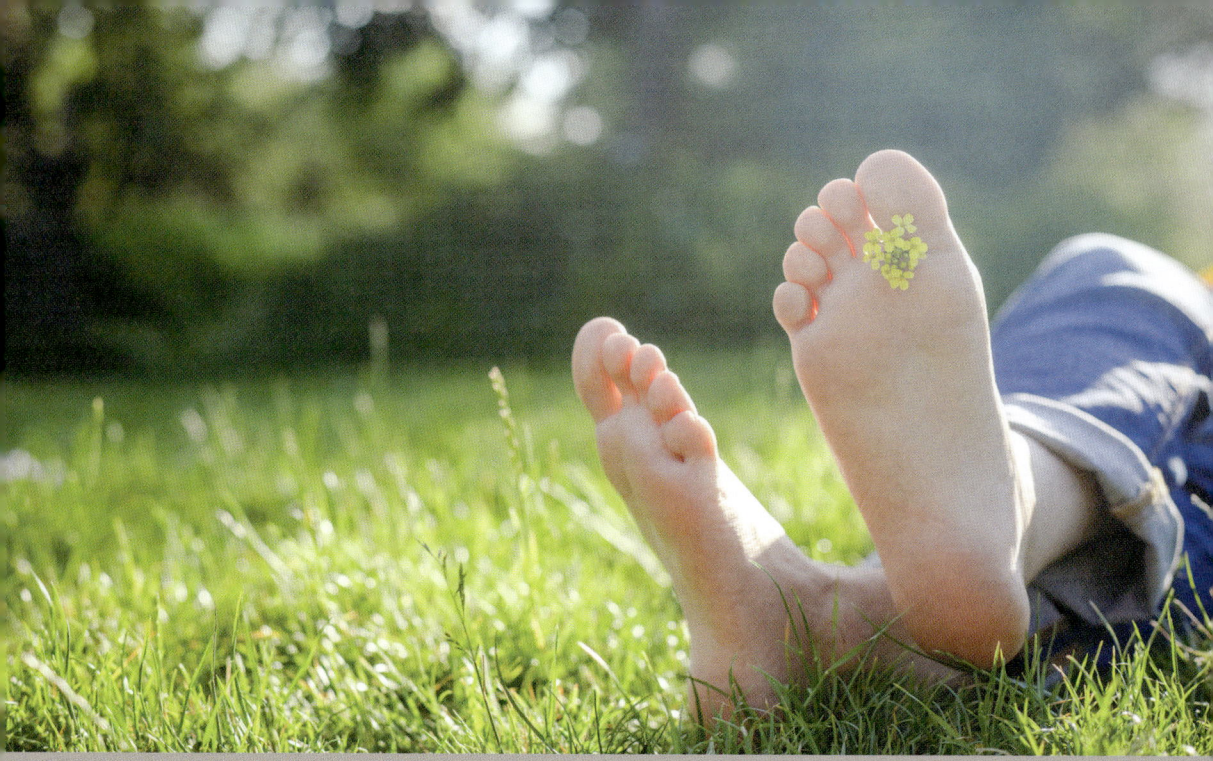

Darf ich vorstellen: Ihre Füße!

Wie gut kennen Sie Ihre eigene Anatomie? Wussten Sie, dass Sie in der Lage sein sollten, jede Zehe einzeln anzuheben? Falls Ihnen das nicht gelingt, werden Sie viel Spaß daran haben, die Grundbewegungen Ihrer Füße neu zu erlernen.

Zunächst möchte ich Ihnen meinen Glückwunsch aussprechen: Mit dem Erwerb dieses Buches haben Sie den ersten Schritt auf dem Weg zu einer besseren Gesundheit Ihrer Füße, Knie und Hüften, des Beckens, der Wirbelsäule und der Knochen gemacht. Den größten Teil der darin enthaltenen Informationen habe ich in den verschiedenen Phasen meiner wissenschaftlichen Forschung im Rahmen meiner Abschlussarbeit zusammengetragen.

In einem Labor für Biomechanik prüft man tagtäglich mit einer Kraftmessplatte, wie sich Veränderungen der Hüftstellung auf die Belastung der

Füße auswirken. Man misst, wie Flipflops® das Gangbild verändern. Oder beobachtet, wie die Krümmung des Oberkörpers das Gleichgewicht beeinflusst. Auf der Grundlage dieser Erfahrungen habe ich das vorliegende Übungsprogramm entwickelt, das nicht nur die Füße wieder gesund machen, sondern auch das Zusammenspiel mit anderen Geweben im Körper verbessern soll.

Bewegungsgewohnheiten und Schuhwerk genau betrachten

Dank der Übungen und Übungsfolgen für eine optimale Ausrichtung – in meinen Büchern, auf meinen DVDs (siehe Bezugsquellen, Seite 118), in unserem Trainingszentrum oder im Internet – haben unzählige Menschen neue Bewegungsgewohnheiten erlernt und ihre Füße erfolgreich kuriert. Einige von ihnen erzählen hier ihre Geschichte, um Sie zu inspirieren, zu motivieren und zu zeigen, dass Hilfe bei Fußbeschwerden wirklich einfach sein kann.

Es gibt drei Gründe, aus denen Sie sich möglicherweise von *Gesunde Füße – step by step* angesprochen fühlen:

1. Die Tatsache, dass die Füße ein Teil Ihres Körpers sind.
2. Sie haben eine Vorliebe für den menschlichen Körper, für die Prävention von Krankheiten und alles, was mit dem Thema „Gesundheit" zu tun hat.
3. Sie leiden bei der Lektüre dieser Zeilen unter Schmerzen, Stechen, Wundsein, Anschwellen, Versteifung, Zehenschiefstand, Einsinken, Krämpfen in den Füßen und/oder hinken. Sie haben außerdem einen Schrank voller Schuhe und den vagen Verdacht, dass es einen Zusammenhang zwischen Ihrem Schuhwerk und der Gesundheit Ihrer Füße geben könnte. (Sie werden staunen, wie gut Ihre Intuition funktioniert.)

Die Anatomie des Körpers besser kennenlernen

Seit Ihrer Geburt gehören Ihre Füße zu Ihnen. Sie haben Sie schon einmal in den Mund gesteckt, mussten sich von anderen darauf treten lassen und haben sie bestimmt schon einmal in Schuhe gezwängt, die Sie zum damaligen Zeitpunkt für eine modebewusste Wahl hielten. Über die physiologischen Vorgänge in Ihren Füßen und Fußgelenken wissen Sie aller Wahrscheinlichkeit nach herzlich wenig.

Ihr Körper besteht aus ungefähr 200 Knochen, und 25 Prozent davon befinden sich unterhalb der Fußgelenke. Mit den Muskeln verhält es sich ähnlich: Ein Viertel aller Muskeln und motorischen Nervenfasern sind den Füßen vorbehalten. Und obwohl dieser Teil des Körpers so viele bewegliche Elemente hat, hat Ihnen vermutlich noch niemand gesagt, dass er Bewegung braucht, um gesund zu bleiben.

Leonardo da Vinci war ein leidenschaftlicher Naturwissenschaftler. Er soll den Fuß als die „komplexeste Maschine" bezeichnet haben, die je entwickelt wurde. Lassen Sie sich von dieser Aussage aber bitte nicht zu der falschen Annahme verleiten, Anatomie sei ohnehin zu kompliziert für Sie. Auch wenn die Funktion des Fußes sehr komplex ist, werden Sie überrascht feststellen, wie leicht man sich mit einer Landkarte selbst auf schwierigem Terrain zurechtfinden kann. Sie haben keine solche Karte bekommen? Jetzt halten Sie sie in der Hand!

Okay, vermutlich finden Sie den Weg zu gesünderen Füßen auch ohne ausführliche anatomische Kenntnisse. Trotzdem sollten Sie wohl etwas mehr wissen, als auf der Darstellung unten abgebildet:

Die meisten Menschen kennen ihr Auto besser als ihren Körper. Wenn Sie sich mit den Grundlagen der Kfz-Wartung und den Leistungsparametern Ihres Autos vertraut gemacht haben, können Sie den Verschleiß an Ihrem Wagen deutlich reduzieren. Das Gleiche gilt für die Anatomie Ihres Körpers. Sie müssen nicht alle Knochen, Muskeln, Sehnen und Bänder der Füße beim Namen nennen können, um bedeutende Fortschritte auf dem Weg zur Fußgesundheit zu machen. Sie sollten aber zumindest wissen, worum es dabei geht, und ein paar Grundbegriffe kennen.

Darüber hinaus verleihen Ihnen schon wenige Informationen die Kompetenz, Ihren eigenen Bewegungsradius selbst einzuschätzen, was Ihnen zugleich einen objektiven Maßstab für den Grad Ihrer Fußgesundheit an die

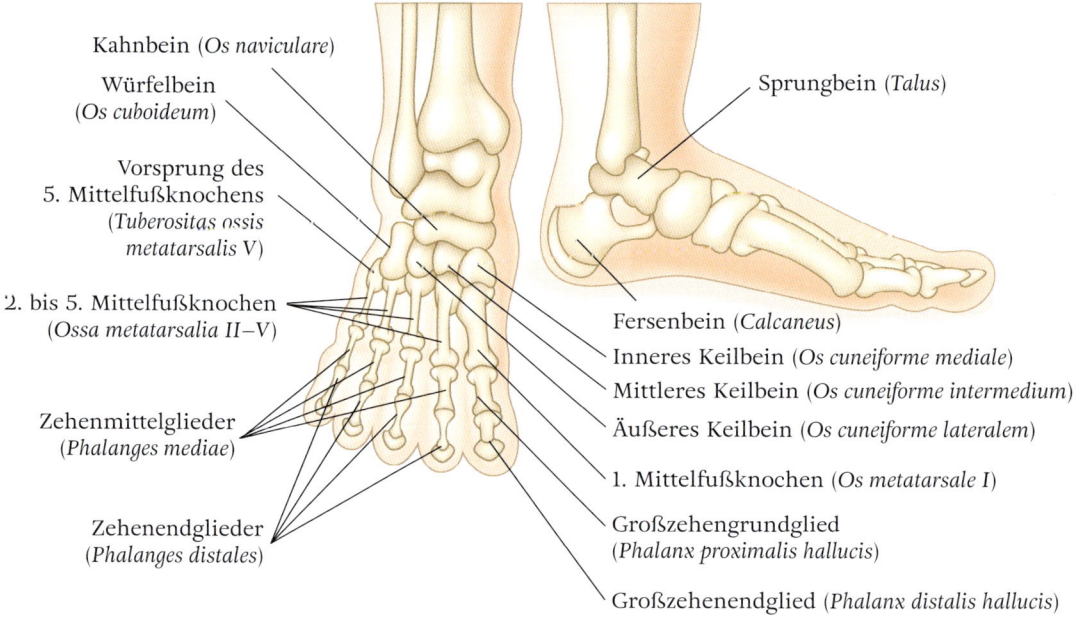

Hand gibt. Mit den korrekten anatomischen Begriffen können Sie zudem selbstbewusster kommunizieren, wenn Sie sich mit Ihrem Arzt darüber austauschen wollen. Als Fünfjährige hätte ich auf die Frage meines Arztes: „Wo tut's denn weh?", mit dem Finger auf die betreffende Körperstelle gezeigt. Und es ist doch peinlich, wenn das mit dreißig, vierzig oder sechzig Jahren immer noch genauso ist.

Derzeit steigt in der Bevölkerung der Anteil der geburtenstarken Jahrgänge und landesweit verschlechtert sich der Gesundheitszustand der Menschen zunehmend. Jetzt ist es an der Zeit, mehr Verantwortung für die eigene Gesundheit zu übernehmen. Sie als Leserin oder Leser dieses Buches haben bereits den ersten Schritt getan!

Eine kleine Geschichte der Füße

Mensch und Fuß sind schon lange ein Team. Eigentlich schon von Anfang an. Sie sind zusammen groß geworden und haben sich in Abertausenden von Jahren gemeinsam weiterentwickelt, bevor der Schuh auf der Bildfläche erschien. In der modernen Welt schützt er das menschliche Gewebe vor all den künstlichen Bodenbelägen, die zu starken Druck auf die Haut an der Oberfläche unseres Körpers und die Knochen darunter ausüben. Und weil der Mensch immer mehr Müll produziert, ist das Barfußlaufen selbst in der Natur zu einem riskanten Unternehmen geworden.

> „Er verlagerte sein Gewicht von einem Fuß auf den anderen, aber es war auf beiden gleichermaßen unbequem."
> Douglas Adams

Die ersten Fußbekleidungen stammen aus einer Zeit, als es noch keine Antibiotika gab und Schnitt- sowie Stichwunden sogar für gesunde Menschen katastrophale Folgen haben konnten. Nach und nach entwickelte sich der leichte Oberflächenschutz der Füße zu durchkonstruierten Hightech-Produkten zur Ganzkörperstabilisierung, wie dies heute etwa bei Wanderstiefeln der Fall ist. Und seit Kurzem gibt es eine ganz neue Kategorie – den „Gesundheitsschuh" –, begleitet von vielen verlockenden Versprechungen, ein bestimmtes Design mache uns bereits dadurch gesünder oder fitter, dass wir es tragen.

Inzwischen ist Schuhwerk fast zu einem Rundumschutz vor Umwelteinflüssen geworden. Anfangs sollte es lediglich den Fuß schützen, doch dann umschloss es ihn mehr und mehr mit Materialien, die meist unbeweglicher sind als er selbst. Man könnte auch sagen: Die von Leonardo da Vinci als „technisches Meisterwerk" bezeichnete

Maschine, deren raffinierte Konstruktion im Laufe von Jahrtausenden entstanden ist, steckt jetzt in einem Ihrer Schuhe. Repariert oder verändert ein Ingenieur eine Maschine – sei sie aus Metall oder aus organischem Gewebe –, muss er sich fragen: Könnte diese Veränderung weitreichendere Folgen haben?

Die Beweglichkeit der Füße und Zehen verbessern

Wenn sich ein Biomechaniker mit dem menschlichen Körper beschäftigt, stellt er eine ähnliche Frage: Könnte das schützende Schuhwerk trotz seines großen potenziellen Nutzens noch andere Folgen haben?

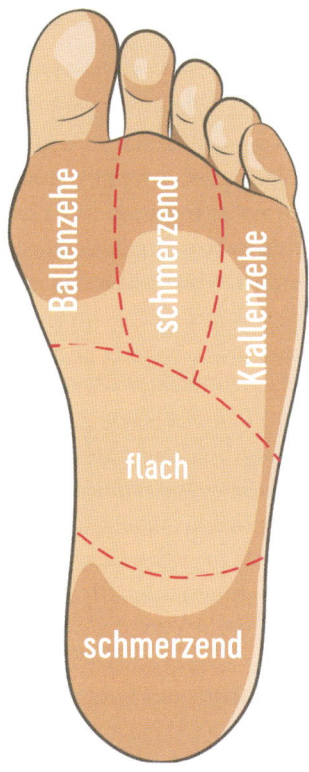

Bedenken Sie, aus wie vielen Muskeln und Knochen Ihre Finger und Hände bestehen, wie beweglich diese Ihre Hände machen, wie viele fantastische Bewegungen Sie dadurch ausführen können. Dass Sie tippen, Klavier spielen, mikroskopisch feine Gewebe operieren oder auch nur Ihr Hemd zuknöpfen können, verdanken Sie ausschließlich dem Umstand, dass Sie gelernt haben, die Muskeln Ihrer Hände gezielt einzusetzen und durch regelmäßigen Gebrauch beweglich zu halten.

Stellen Sie sich nun einmal vor, Sie seien zwei Jahre alt und müssten jeden Tag von früh bis spät enge Fäustlinge aus steifem Leder tragen, die alle Handknochen zusammendrücken. Ihr Körper würde sich anpassen und lernen, Unterarmmuskeln und Handgelenke in stärkerem Maße zu beanspruchen. Sie würden lernen, die Außenkante der Hand wie einen „Finger" zu bewegen und die Finger wie einen einzigen Körperteil einzusetzen. Und Sie würden diese Form der Bewegung als ganz normal empfinden, da Sie sie nicht anders kennen.

Unsere Anatomie legt die Vermutung nahe, dass unsere Füße ebenso beweglich sein könnten wie unsere Hände. Doch da Sie jeden Tag modernes Schuhwerk tragen, hat sich eine mit den beschriebenen Fäustlingen vergleichbare Situation ergeben – und dies ist Ihnen nicht einmal bewusst! Wir haben eine schwache, unterentwickelte Fußmuskulatur und belasten dafür die Unterschenkelmuskulatur, die Fußgelenke und das passive Gewebe wie Faszien und Bänder (die nicht durch Anpassung kräftiger werden können) entsprechend mehr.

Doch die gute Nachricht lautet: Wenn Sie sich zum Thema „Füße" ein wenig schlaumachen, können Sie die verkümmerten Fähigkeiten Ihrer Füße größtenteils wiederherstellen und umgehend den „Reparaturprozess" einleiten. Solange das Gewebe in Ihren Füßen nicht abgestorben ist, sind Veränderung, Wachstum und Besserung möglich – ganz gleich, was Sie bisher getan (oder unterlassen) haben.

Die Anatomie des menschlichen Fußes

Lektion 1
Füße und Zehen bilden keine Einheit – und das aus gutem Grund.
Wenn wir von „Füßen" sprechen, meinen wir damit meist alles unterhalb der Fußgelenke. Wir betrachten diesen Bereich im Geiste als Einheit und daher bilden diese verschiedenen Gewebepartien auch in unseren Bewegungsmustern eine Einheit. (Oder ist es umgekehrt?) Ihre Zehen verfügen über einen eigenen, seilzugähnlichen Bewegungsmechanismus und können unabhängig voneinander bewegt werden, genau wie Ihre Finger. Vermutlich kämen Sie arg in Bedrängnis, wenn Sie eine ganz alltägliche Tätigkeit benennen sollten, bei der Sie die Zehen einzeln einsetzen müssen.

Wenn wir den ganzen Körper bewegen, erfüllt dies einen übergeordneten Zweck. Jeder Muskel wird von eigenen Nerven versorgt, deren Aktivierung für eine gute Nährstoffversorgung in diesem Bereich sorgt. Wir müssen im Alltag zwar nicht mit den Zehen schreiben (Und das ist ein Glück, denn meine Schrift ist ohnehin schon krakelig genug!), aber wir sollten dennoch in der Lage sein, sie entsprechend zu bewegen, damit sie gesund und vital bleiben.

Lektion 2
Die Zehen sollten sich bewegen lassen, ohne dass sich der ganze Fuß bewegt.
Viele Menschen können – besonders, wenn sie unter chronischen Fußproblemen leiden – ihre Zehen nicht anheben, ohne gleich den ganzen Fuß zu bewegen. Probieren Sie es doch selbst einmal aus! Ziehen Sie die Schuhe aus, stellen Sie sich aufrecht hin und versuchen Sie, nur die Zehen anzuheben. Der Rest des Fußes bleibt auf dem Boden. Wenn dies nicht auf Anhieb klappt, schieben Sie die Hüften ein wenig nach hinten, damit der Schwerpunkt über den Fersen ist, und üben Sie weiter. Sie werden überrascht sein, wie schnell Sie mit etwas Übung eine leichte Bewegung in den Zehen wahrnehmen können.

Lektion 3
Jede Zehe sollte sich einzeln bewegen lassen.

Denken Sie an die einzigartigen Bewegungen, die Sie ausführen, wenn Sie einen Finger oder zwei gleichzeitig heben, Klavier spielen oder tippen. In unseren Füßen schlummert das gleiche Potenzial! Leider werden die betreffenden Muskelgruppen aber oft schon ein Leben lang von unserem Schuhwerk wie von Gipsschienen fixiert. Das Gewebe unserer Füße ist dadurch hart und schwach geworden und verkümmert. Kein Wunder, dass die Füße schmerzen! Wenn Ihnen die Übung in Lektion 2 gefallen hat, werden Sie die nun folgende lieben: Versuchen Sie einmal, eine Zehe nach der anderen anzuheben – die anderen Zehen bleiben jedoch auf dem Boden. Es empfiehlt sich, zunächst mit der großen Zehe zu beginnen. (Eine detaillierte Beschreibung dieser Übung finden Sie auf Seite 86 und Seite 116).

Machen Sie sich keine Sorgen, falls es Ihnen nicht sofort gelingt. Üben Sie weiter, Sie werden es sicherlich irgendwann schaffen. Menschen ohne Arme oder Hände lernen oft, Alltagstätigkeiten mit den Füßen zu erledigen – ein Baby zu wickeln, zu schreiben oder auch Klavier zu spielen. Wir alle verfügen über die für diese Bewegungen erforderlichen Grundvoraussetzungen. Wir sind nur ein wenig aus der Übung!

Lektion 4
Die vordere Hälfte des Fußes sollte sich unabhängig von der hinteren bewegen lassen.

Da Sie nun wissen, dass Ihre Zehen eigenständige Teile Ihrer Füße sind, sollten Sie immer daran denken, dass der Fuß keine feste Einheit bildet, sondern aus 26 Knochen und 33 Gelenken besteht. Und es sind die Gelenke, die Ihnen geschmeidige Bewegungen ermöglichen. Können Sie sich vorstellen, wie schwierig das Bewegen von Armen oder Beinen wäre, wenn Sie keine Ellenbogen oder Knie hätten? Ihre Bewegungen wären extrem hölzern und steif. Das gilt auch für Ihre Füße: Je weniger Sie die vielen kleinen Gelenke im Fuß mit neuen und ungewöhnlichen Bewegungen fordern, desto ungelenker werden Sie bei der Stabilisierung des Körpergleichgewichts, die wir auch als „Balance" bezeichnen.

Lektion 5
Kein Teil des Fußes hat von sich aus die Form eines Gewölbes.

Schnitte man einen perfekt geformten und kerngesunden Fuß auf, so fände man darin kein Gewölbe. Denn die Gewölbeform entsteht erst durch das Zusammenspiel von Muskeln und Knochen. Falls Sie sich fragen, wie Ihr Fußgewölbe zustande gekommen ist, sollten Sie sich einmal vor Augen führen, wie das Wölben einer Augenbraue funktioniert. Die Muskelarbeit ist vergleichbar, ob Sie nun die Augenbraue heben oder die Fußmitte nach oben ziehen. Sie müssen nur statt der Muskeln im Gesicht die Muskeln in Fuß, Schienbein und Oberschenkel anspannen. Man könnte auch sagen: Wenn Sie Ihr Fußgewölbe wieder aufrichten (oder ein zu hohes Gewölbe absenken) wollen, ist es sehr hilfreich, diese natürliche Wölbung als Bewegung und nicht als starre Form des Fußes zu betrachten.

Falls Ihnen zu hohe oder zu flache Fußgewölbe Probleme bereiten, sollten Sie sowohl an der Kraft als auch an der Beweglichkeit Ihrer Füße arbeiten. Unabhängig davon, ob das Gewölbe fehlt oder ob es sehr hoch und hart ist, lautet meine Empfehlung: Kräftigen Sie die Füße mit den in diesem Buch vorgestellten Übungen (siehe Kapitel „Fitness für Ihre Füße", Seite 76 ff.), um Ihren Körper an den richtigen Stellen zu kräftigen und beweglicher zu machen.

Die Fußmuskulatur

Jeder Muskel wird von separaten Nerven versorgt. Unterforderte Muskeln kommunizieren weniger mit den dazugehörigen Nerven, was ihre Gesundheit schwächt. Und auch das Gegenteil trifft zu: Eine stärkere muskuläre Beanspruchung verbessert die lokale Durchblutung. Muskel und Nerv können gesünder werden. Wenn ein Bereich stärker durchblutet wird, wird mehr sauerstoffreiches Blut (mehr „Gewebenahrung") zugeführt. Gleichzeitig werden die Zellen von Abbauprodukten befreit, die sich ansonsten ansammeln und den Gewebeabbau beschleunigen können.

Die Nerven, die für die Bewegung der Fußmuskeln zuständig sind, entspringen dem unteren Bereich der Wirbelsäule. Sie gehören zu den längsten Nervenfasern des menschlichen Körpers und reichen bis hinunter in die Füße.

Extrinsische und intrinsische Muskeln

Die Muskulatur der Füße lässt sich in eine extrinsische und eine intrinsische Gruppe untergliedern. Bei den extrinsischen Muskeln befindet sich ein Faserende im Bereich des Fußes, das andere außerhalb davon. Zu nennen wären hier z. B. die Wadenmuskeln, die Unterschenkel und Fuß verbinden. Sie bewegen den Fuß als Ganzes, nicht aber den Fuß in sich.

Die intrinsischen Muskeln oder Binnenmuskeln liegen ausschließlich im Bereich des Fußes. Sie sind deutlich kleiner und für die winzigen, kontrollierten Bewegungen der vielen Fuß- und Zehenknochen zuständig. Ein Beispiel ist der *Abductor digiti minimi* oder Kleinzehenabzieher. Er spreizt die kleine Zehe von der nächsten Zehe ab.

Erinnern Sie sich an das oben beschriebene Beispiel mit den Lederfäustlingen? Da Sie damit die Feinmotorik unterbänden, würden die intrinsischen Muskeln verkümmern und die extrinsischen Muskeln würden stattdessen versuchen, diesen Mangel an Bewegung zu kompensieren. Steckt ein Fuß ständig in Schuhen, arbeiten die intrinsischen Muskeln weniger und die extrinsischen dagegen mehr als vorgesehen. Im Idealfall sollte die Muskeltätigkeit jedoch gleichmäßig auf beide Gruppen verteilt sein. Die intrinsischen und die extrinsischen Muskeln sollten zusammenarbeiten, damit wir geschickt über Gras oder Sand laufen können. Das optimiert die Form des Fußgewölbes und stärkt zugleich die Verbindung zwischen Muskeln und Nerven im Fuß.

Darf ich vorstellen: Ihre Zehen!

1. Zehe: Die lateinische Bezeichnung für die Großzehe lautet *Hallux*. Sie geht auf das griechische Verb für „springen" oder „hüpfen" zurück. Sobald das Becken den nächsten Schritt einleitet, sollte die große Zehe als letzte vom Boden abheben. Ist das Großzehengelenk jedoch steif, muss der Fuß schneller und auf einmal angehoben werden. So verkürzt sich die Schrittlänge.

2. Zehe: Diese Zehe, auch „Zeigezehe" genannt, kann genauso lang und manchmal sogar länger sein als die große. Dies wird als „griechische Fußform" bezeichnet. Dabei stellen sich oft Schmerzen ein. Die Betroffenen bekommen dann zu hören, das liege an der Länge ihrer 2. Zehe. Eine lange Zeigezehe verändert zwar die Belastung der einzelnen Knochen im Fuß, gesundheitlich relevante Schädigungen in diesem Bereich entstehen aber nicht nur durch die Länge dieser Zehe, sondern auch in Verbindung mit einem bestimmten Gangbild. Wenn Sie Schmerzen im Fuß und eine überlange Zeige-

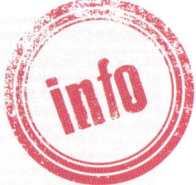

Ein paar Grundbegriffe

In der Anatomie werden die Zehen von innen nach außen, d. h. von der 1. Zehe (Großzehe) bis zur 5. Zehe (Kleinzehe) durchnummeriert.

Die Zehenglieder werden als *Phalangen* (von lateinisch *phalanx, phalanges* für „knöcherne Glieder") bezeichnet.

Alle Zehen bestehen jeweils aus drei Phalangen, nur die große Zehe ist zweigliedrig. Aus diesem Grund lassen sich die kleineren Zehen auch besser krümmen.

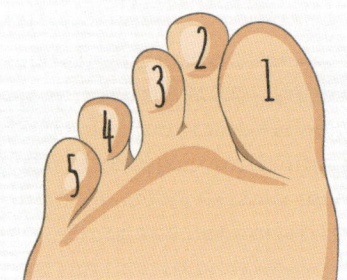

zehe haben, können Sie die Bewegungsmechanik verändern, um Ihre Beschwerden zu lindern.

3. Zehe: Die kleine Mittelzehe hat keinen besonderen Namen. Bei Menschen mit zusammengewachsenen Zehen (einer gar nicht so seltenen Fehlbildung namens *Syndaktylie*) sind die Verwachsungen zwischen der 2. und der 3. Zehe meist am stärksten.

4. Zehe: Auch die 4. Zehe hat keinen speziellen Namen. Bei dieser Zehe ist das Risiko einer *Brachymetatarsie* (griechisch *brachy* bedeutet „kurz" und lateinisch *metatarsalia* sind die „Mittelfußknochen") am größten. Bei dieser angeborenen Verkürzung hört am Mittelfuß bereits in jungen Jahren ein Knochen auf zu wachsen. Menschen mit einer verkürzten 4. Zehe müssen häufig feststellen, dass sich die Nachbarzehen unter sie schieben. Das schmerzt beim Gehen und verursacht „Reibungsverletzungen" wie Hühneraugen und Schwielen.

5. Zehe: Dieses kleine Kerlchen wird „Kleinzehe" genannt. Normalerweise ist sie die kürzeste Zehe am Fuß und nicht in der Lage, sich vor modischem Schuhwerk zu schützen. Sie wird in Ihren Lieblingsschuhen oft stark an die anderen Zehen gedrückt und reagiert dann auf den zusätzlichen Druck oder die Reibung wegen des Platzmangels mit der Bildung eines Hühnerauges.

Feedback

„Ich habe zwar alle Zehen, aber ich laufe schon seit meiner Kindheit auf nur acht davon. Als ich klein war, hörte die Zehe neben der kleinen irgendwann auf zu wachsen. Weil die vierte Zehe kürzer ist, war es immer schwierig, passende Schuhe zu finden. Da die verkürzte Zehe nach oben steht (die kleine Zehe krümmt sich darunter, um sie zu stützen), musste der Schuh im vorderen Bereich entweder sehr breit oder sehr hoch sein, damit ich sie mir nicht wund scheuere. Können Sie sich vorstellen, diese Zehe in Stöckelschuhe zu zwängen und damit schmerzfrei zu gehen? Das ist natürlich keine gute Idee, aber ich tat es trotzdem seit meiner Highschool-Zeit! Ihre Übungen und das Tragen von extraweiten Schuhen waren mir eine große Hilfe. Jetzt kann ich meine Zehen spreizen und die Schuhe scheuern die kurze vierte Zehe nicht mehr wund. Nie mehr wunde, schmerzende Füße! Dafür werde ich Ihnen ewig dankbar sein!"

Lanene W.

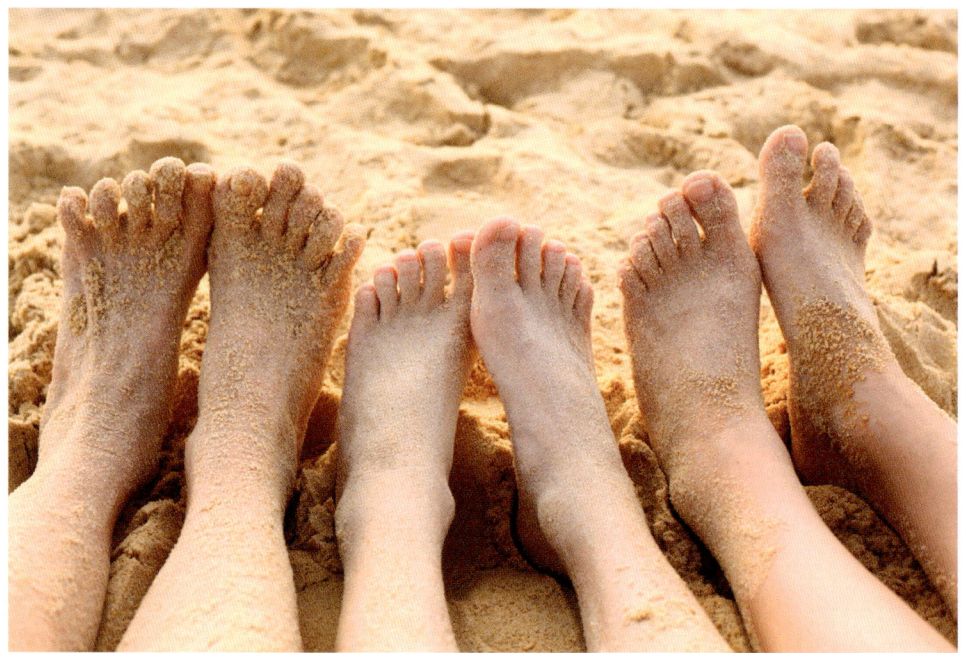
Unsere nackten Füße sind deshalb so empfindlich, weil sie an das Tragen von Schuhen gewöhnt sind.

Hornhaut, Hühneraugen und Schwielen

Es gibt eine ganze Menge optischer Anzeichen, deren Bedeutung Sie lernen können und die Ihnen verraten, wie Sie mit Ihrem Körper umgehen. Hühneraugen und Schwielen sind besonders deutliche Anzeichen für zu großen Druck oder zu starke Reibung.

Haben Sie sich schon einmal gefragt, was ein Hühnerauge eigentlich ist und wie es zu seinem Namen kam?

Die oberste Hautschicht besteht aus abgestorbenen Zellen und heißt fachsprachlich *Stratum corneum*. *Corneus* ist das lateinische Wort für „hörnern" und bezeichnet die Hornschicht der Haut, die älteste und „härteste" unserer fünf äußeren Hautschichten.

Der Körper reagiert auf mechanische Reizung (erhöhten Druck oder stärkere Reibung) normalerweise damit, die betreffende Stelle „aufzupolstern", um die gereizte Haut zu schützen. Dieser Verdickungsprozess wird *Hyperkeratose* genannt (griechisch *hyper* bedeutet „übermäßig" und griechisch *kerat* geht auf das Wort „Keratin" zurück, griechisch *ose* bezeichnet einen Vorgang).

Das Hühnerauge ist das kleine, kegelförmige Resultat der Hyperkeratose, die wiederum Folge der Wechselwirkung zwischen dem Fuß und seiner Umgebung (dem Schuh oder dem Untergrund) ist. Eine Schwiele ist ebenfalls eine Verhornung, diese ist jedoch flacher und breiter als ein Hühnerauge. Hühneraugen finden sich am häufigsten an der Außenseite der kleinen Zehe, können sich aber überall dort entwickeln, wo die Haut an körperfremde Materialien stößt. Schwielen tauchen häufig an der Fußsohle auf, wo der Druck am größten ist (d. h. dort, wo das gesamte Körpergewicht am stärksten auf dem Fuß lastet).

Interessanterweise ist die Haut im Bereich von Schwielen besonders stark durchblutet. Schwielen sorgen für Unbehagen, weil die Haut nur stellenweise verdickt ist. Eine Schwiele kann sich wie ein kleiner Stein im Schuh anfühlen (oder, falls Sie königlichen Geblüts sind, wie eine Erbse unter der Matratze).

Liefen wir unser Leben lang barfuß auf natürlichem Untergrund, würde die Haut an den Füßen im Laufe der Zeit durch allmähliche Anpassung dicker. Das würde beim Barfußlaufen für widerstandsfähigere Fußsohlen sorgen. Mit anderen Worten: Unsere nackten Füße sind deshalb so empfindlich, weil sie an das Tragen von Schuhen gewöhnt sind (und daher die Haut an der Fußsohle, auf der das gesamte Gewicht lastet, zu dünn ist).

Das Wichtigste in Kürze

- Die Anatomie unserer Füße liefert uns Anzeichen dafür, ob wir mit unseren Füßen weit weniger komplexe Bewegungen machen, als wir dies eigentlich könnten.
- Wenn wir unsere Fußmuskeln nicht oder nur unzureichend fordern, verkümmern sie.
- Viele Fußprobleme haben ihren Ursprung darin, dass die Füße einerseits unterfordert sind, das unterforderte Gewebe aber andererseits überlastet wird.
- Die Muskeln in den Füßen gleichen den anderen Muskeln unseres Körpers: Sie reagieren auf gleichmäßige Belastung sowie spezielle Übungen und passen sich entsprechend an.
- Durch stetes Trainieren unserer Fußmuskulatur können wir die Regeneration unseres Fußgewebes anregen. So lassen sich Probleme und Erkrankungen der Füße lindern und wir verbessern deutlich ihren Allgemeinzustand.

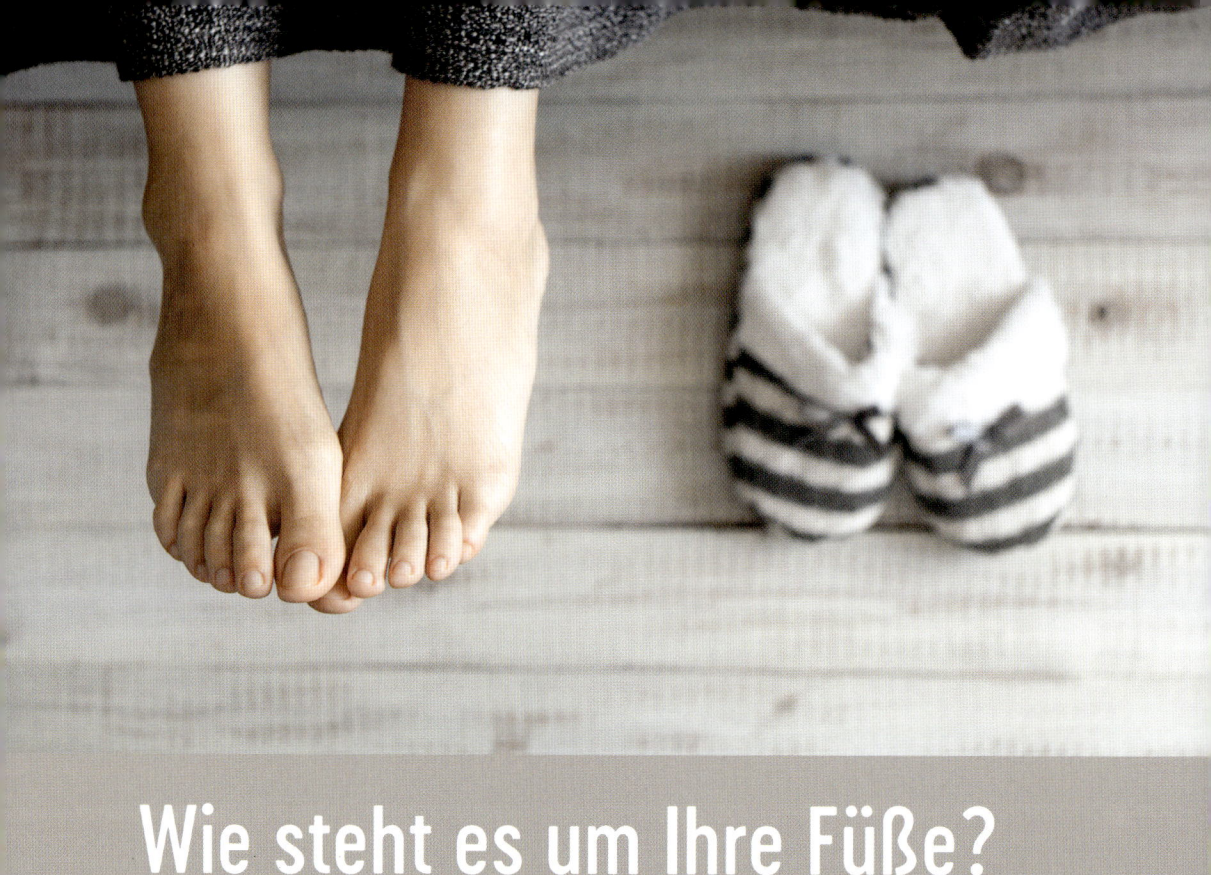

Wie steht es um Ihre Füße?

Gehen Sie berufs- oder krankheitsbedingt mit nach außen gedrehten Füßen? Warum unterscheidet sich das Gangbild von Mensch zu Mensch so stark und warum ist es innerhalb einer Familie doch oft so ähnlich? (Ich versichere Ihnen: Das liegt nicht nur an den Genen.)

Sobald Sie mit den Grundlagen der Anatomie der Füße und dem Grundaufbau eines Schuhs vertraut sind, können Sie den eigenen Körper allmählich objektiver betrachten. Doch bevor wir beginnen, Ihre Füße genauestens unter die Lupe zu nehmen und zu vermessen, müssen Sie Ihre Schuhe ausziehen.

Und natürlich auch die Socken. Denn was Ihre Füße so treiben, werden Sie erst wissen, wenn Sie sie – in aller Deutlichkeit – direkt vor Augen haben.

Da Sie nun etwas mehr über die Anatomie wissen, wird es Zeit, wissenschaftlich an die Sache heranzugehen und ein paar Fakten zu sammeln. Ich werde

Sie Schritt für Schritt mit Details zu Ihren Füßen bekannt machen, von denen Sie bislang nicht einmal etwas geahnt haben. Ich habe Bilder und Übungen eingefügt, die Ihnen bei der Beurteilung dessen helfen sollen, was sich unterhalb Ihrer Fußgelenke abspielt.

Wir vergessen allzu gern, dass der Zustand unserer Füße zeigt, wie wir mit ihnen umgehen. Beulen und Dellen, Schwielen und trockene Stellen, Knochensporne, Nervenentzündungen oder sogar Brüche sind schlicht die Folge dessen, was wir mit unseren Füßen anstellen. Die Genetik spielt dabei zweifellos eine Rolle, da die Länge bestimmter Knochen und charakteristische Merkmale Ihrer Füße das Risiko für gewisse Erkrankungen erhöhen.

Die meisten genetischen Faktoren sind allerdings zunächst noch keine Krankheiten. Die Gene entscheiden nur über die Eigenschaften menschlichen Gewebes, die im Zusammenspiel mit gewissen Gewohnheiten oder Umweltbedingungen zu chronischen Schmerzen oder Verletzungen führen können. Gegen Ihre Gene können Sie nicht viel ausrichten. Aber Sie können Ihren Füßen einen großen Dienst erweisen, indem Sie bessere Bewegungsgewohnheiten entwickeln, um sie langfristig gesund zu erhalten.

Hier kommt die gute Nachricht: Der aktuelle Zustand Ihrer Füße wird durch viele Gewohnheiten beeinflusst, die sich leicht in Erfahrung bringen und ändern lassen. Den größten Einfluss auf die Beschaffenheit des Fußgewebes haben unsere Schuhe und unser Bewegungsstil. Unser Schuhwerk verursacht viele Probleme, die eine unmittelbare Rolle bei Fußschmerzen und Gewebedegenerationen spielen. Da Sie die volle Kontrolle über den Inhalt Ihres Schuhschranks haben, können Sie hier auch am leichtesten etwas ändern. Was das Gehen anbelangt, werden Sie ab jetzt etwas genauer auf Ihren Körper achten müssen, wenn Sie dauerhafte Veränderungen erzielen wollen. Aber die Mühe lohnt sich!

„Viel wird wohl der Pfau gepriesen wegen seiner Farben Schimmer, doch wie hässlich seine Füße, ach! Das sieht er stets mit Scham."
Sa'adi, „Rosengarten"

Wenn Sie dieses Buch lesen, gehen Sie vermutlich schon länger durchs Leben. Fast alle Menschen legen täglich eine gewisse Strecke zu Fuß zurück, doch nur wenige denken darüber nach, wie sie das eigentlich machen. Sie tun es einfach. Doch unser Gangmuster wirkt sich ganz ähnlich auf den Körper aus wie die Ausrichtung der Räder auf einen Wagen. Die Füße geben den besten Hinweis darauf, in welche Richtung Ihre „Räder" zeigen – und wie viele Kilometer Sie damit noch „fahren" können.

Niemand geht genau so wie Sie!

Ihr spezielles Gangbild (ein hochtrabender Ausdruck für Ihre Art zu gehen) ist ein hochkomplexes, absolut individuelles Ganzkörperkoordinationssystem. Unsere Gangmuster haben große Ähnlichkeit mit unseren Sprechmustern. Ihre Art zu sprechen ähnelt der Sprechweise Ihrer Eltern, und auch Ihre Art zu gehen wurde zunächst von den Menschen in Ihrem Umfeld geprägt. Wie fast alle Lebewesen lernt der Mensch sehr viel durch Beobachtung. Aus diesem Grund gehen wir letztlich oft wie unsere Eltern.

Nachdem sich unser Gangmuster gefestigt hat, wird es von allen anderen regelmäßigen Aktivitäten weiter verstärkt. Ballettschülerinnen drehen

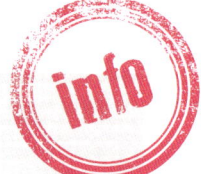

Was sollten unsere Füße beim Gehen tun?

Wenn wir einen Schritt machen, passieren viele Dinge gleichzeitig. Beim Gehen in flachem Gelände sollte der Fuß die folgenden vier Bewegungen machen:

Ferse aufsetzen – zunächst wird nur die Ferse auf den Boden aufgesetzt.

Vorfuß ablegen – nach der Ferse wird auch der Vorfuß abgelegt. Jetzt steht der ganze Fuß flach auf dem Boden.

Ferse heben – die Ferse wird angehoben, der Vorfuß bleibt noch am Boden.

Zehen heben – zum Schluss lösen sich auch die Nachzügler, der Vorfuß und die Zehen, vom Boden und setzen zum nächsten Schritt an.

Damit der Fuß diese vier Positionen einnehmen kann, müssen Unterschenkel, Fuß und Zehen beweglich genug sein. Eine verspannte Wade, ein steifer Knöchel und ein unbewegliches Fußgelenk erschweren die Bewegung und gelegentlich wird eine Phase übersprungen oder gleich ganz weggelassen. Beim Schlurfgang von Senioren werden die meisten dieser Bewegungen umgangen, da der Betreffende den Fuß einfach flach über den Boden schiebt oder nur leicht anhebt. Bei steifen Unterschenkeln und Füßen sind nicht nur die Muskelmasse und die Durchblutung geringer, auch das Risiko zu stolpern steigt. Denn der Abstand zwischen dem Fuß und störenden Faktoren wie Kabeln und Rissen im Asphalt ist wesentlich kleiner.

die Füße meist auch dann noch nach außen, wenn sie die Ballettschuhe längst an den Nagel gehängt haben. Menschen mit militärischer Ausbildung nehmen auch dann noch die Grundstellung ein, wenn es niemand mehr prüft. Wer schon einmal chronische Schmerzen beim Gehen hatte oder verletzungsbedingt sogar humpeln musste, behält – vor allem nach einer Zeit an Krücken – oft ein verändertes Gangmuster bei, das unbemerkt (und deshalb unkorrigiert) bleibt.

Zu guter Letzt verleihen viele ihrem Gang mit kleinen Haltungsänderungen ihrer Wahl noch ihren ganz persönlichen Stil. Wir ahmen die Gangart von Menschen nach, die wir bewundern, oder demonstrieren damit eine Einstellung oder ein Gefühl, das wir körpersprachlich zum Ausdruck bringen wollen.

Das eigene Gangbild wahrnehmen

Alle diese Faktoren beeinflussen die Stellung unserer Gelenke (auch unserer Fußgelenke!), und irgendwann wird unsere Haltung zur Gewohnheit.

Unser Gangbild lässt sich mit vielen teuren und technisch hoch entwickelten biomechanischen Geräten messen und in Zahlen umsetzen. Aber ich verrate Ihnen ein Geheimnis: Sie können auch einfach nach unten schauen, um zu sehen, was Ihre Füße gerade so machen. Diese Form der Analyse ist zwar eine technisch anspruchslose, aber höchst effektive Methode, um festzustellen, wie Sie sich bewegen. Denn eine interessante biomechanische Tatsache lautet: Die Ausrichtung eines Menschen im Stehen entspricht der von ihm entwickelten Haltung, um beim Gehen nicht umzufallen. Am Anfang ist es einfacher, seine Haltung im Stand zu analysieren. Das eigene Gangbild im Gehen zu analysieren kann recht schwierig sein.

Ein Blick auf Ihre Füße

Am besten beginnen Sie mit der Fußanalyse, indem Sie sich mit nackten Füßen so hinstellen, wie Sie auch im Alltag stehen und wie es für Sie bequem ist.

1. Ich schlage vor, Sie drehen zunächst eine Runde durch den Raum und schauen dabei immer nach vorn. Bleiben Sie stehen und kommen Sie in einen bequemen Stand, ohne nach unten zu sehen.
2. Senken Sie nun Ihren Blick zu den Füßen und lassen Sie sich Zeit, Ihre Standhaltung zu betrachten.
3. Prüfen Sie zuerst die Symmetrie. Sind beide Füße in der gleichen Position oder ist ein Fuß stärker nach außen gedreht als der andere?

Dass sowohl die Symmetrie des gesamten Körpers als auch die Symmetrie kleinerer Abschnitte gewahrt bleibt, ist wichtig für die Erhaltung unserer Gesundheit. Werden einige Teile stärker beansprucht als andere, so führt dies wie auch bei Maschinen zu einer unterschiedlich starken Abnutzung.

Eine gleichmäßige Beanspruchung ist der Schlüssel dafür, unterforderte Bereiche unserer Füße zu stärken und überforderten Bereichen eine Pause zu gönnen. Eine ungleichmäßige Beanspruchung kann dazu führen, dass unterschiedlich widerstandsfähige Hautstellen entstehen, dass sich an manchen Knochen ein Sporn bildet oder ihre Dichte zu wünschen übrig lässt und dass bestimmte Muskeln mehr oder weniger häufig zum Einsatz kommen, als dies auf lange Sicht für die gesunde Funktionsfähigkeit des Fu-

Die Symmetrie unseres Körpers

Sich „symmetrisch" zu bewegen muss nicht bedeuten, dass beide Körperhälften immer die gleiche Haltung einnehmen. Es ist eher gemeint, dass der Körper im Laufe eines Tages, eines Monats oder auch eines Jahres relativ gleichmäßig beansprucht wird. Bei den korrigierenden Übungen in diesem Buch sollten Sie laut Anleitung eine ausgeglichene Haltung einnehmen. Dabei genügt es für eine optimal ausgewogene und symmetrische Beanspruchung der Füße nicht, sie immer gerade auszurichten. Sie sollten auch viel gehen – in unterschiedlicher Umgebung, auf unterschiedlichem Untergrund und in unterschiedlichem Tempo. Erst diese Variation fordert die Füße in ihrer Gesamtheit und sorgt für eine weitgehend gleichmäßige Beanspruchung des Körpers.

Doch auch andere Aspekte können die allgemeine Symmetrie der Bewegung beeinflussen: Nach einer Verletzung z. B. verlagern wir manchmal das Körpergewicht auf die unversehrte Seite, um auch während des Heilungsprozesses funktionsfähig zu bleiben. Leider finden wir nach der Genesung oft nicht zu einem symmetrischen Bewegungsmuster zurück. Möglicherweise haben Sie das asymmetrische Bewegungsmuster eines Familienmitglieds imitiert, als Sie das Laufen lernten. Sobald Sie die Symmetrie (oder Asymmetrie) erkennen, ist das unabhängig von ihrer Ursache der erste Schritt zu einem ausgewogenen Gang.

Prüfen Sie auch, in welche Richtung Ihre Füße zeigen. Weisen beide einigermaßen gerade nach vorn wie die Räder eines Wagens? Oder weichen sie von der Mittellinie des Körpers ab, indem beispielsweise ein Fuß nach vorn und der andere zur Seite zeigt? Die gerade Ausrichtung nach vorn wirkt sich unmittelbar auf die Gesundheit unserer Fußgelenke und Knie aus.

ßes gut ist. Die Folgen von Unter- und Überlastung werden normalerweise als Krankheiten eingestuft. In Wirklichkeit handelt es sich jedoch um Gewebeveränderungen, die ein Biomechaniker als Folge gegebener Bewegungsmuster gerade erwarten würde. Ihr Körper arbeitet korrekt. Das Problem entsteht vielmehr dadurch, *wie* Sie Ihre Füße bewegen.

Durch die Art und Weise, wie Sie Ihren Körper täglich bewegen, verändern Sie allmählich seine Form. Unsere Kultur pflegt im Gegensatz zu anderen einen eher sitzenden Lebensstil. Wenn wir uns dann doch bewegen, schließt dies viele asymmetrische Aktivitäten mit ein – wie das Fahren, Schreiben oder Sportarten mit einseitiger Belastung. Tätigkeiten, die eine Hälfte des Körpers stärker fordern, beeinflussen die Entwicklung der Muskulatur. Durch diese Aktivierungsmuster kann wiederum ein Zug auf die Knochen entstehen, der die Gelenke in ihrer Leistungsfähigkeit einschränkt.

Die Ausrichtung der Füße

Die Räder des Wagens zeigen nach vorn und sind parallel ausgerichtet, damit Sie geradeaus fahren können. Wäre das nicht der Fall, würde der Wagen durch die abweichend ausgerichteten Reifen (sofern dies technisch möglich wäre) auf der Straße sowohl nach vorn als auch zur Seite (also schräg nach vorn) rollen. Zieht der Wagen nach rechts oder links, können Sie das als Fahrer durch ständiges

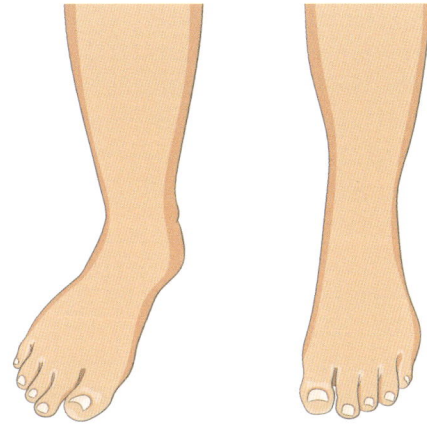

Würden Sie mit einem Auto fahren, wenn seine Räder wie die Füße auf diesem Foto ausgerichtet wären?

leichtes Gegenlenken korrigieren oder kompensieren. Doch das fordert seinen Tribut von Ihrem Wagen und Ihrem Körper: Indem Sie den Wagen zur Geradeausfahrt zwingen, werden die Reifen – und Ihre Arme! – stärker abgenutzt.

Genauso verhält es sich bei einem Fuß, der nicht gerade nach vorn zeigt: Ist er nicht so ausgerichtet, dass Sie sich gerade nach hinten abdrücken können, driften Sie mit jedem Schritt nach rechts oder links ab. Dann kann jedoch die hintere Unterschenkelmuskulatur, die für die Vorwärtsbewegung zuständig ist, ihren Job nicht korrekt machen. Diesen Ausfall müssen Muskeln kompensieren, die eigentlich andere Aufgaben haben.

Je stärker die Auswärtsdrehung eines Fußes ist, desto mehr weicht er von dem natürlichen Abrollzyklus von der Ferse zu den Zehen ab. Sie kommen eher mit der Außenseite auf und rollen zur Innenseite hin ab. Der normale Gangzyklus über Ferse und Zehen wird gestört und durch eine Bewegung von außen nach innen ersetzt. Man könnte auch sagen, eines der tragenden Teile einer Maschine bewegt sich langfristig auf eine Weise, für die es nicht ausgelegt ist.

Wenn wir herausfinden wollen, wohin ein Fuß zeigt, achten wir meist nur auf die Zehen. Zeigen sie geradeaus, muss auch der Fuß geradeaus zeigen, nicht wahr? Tatsächlich jedoch sollten Sie bei der Prüfung Ihrer Fußposition weder auf die Zehen noch auf den Spann, sondern auf die Fußaußenkante schauen. Prüfen Sie am geraden Rand eines Teppichs oder einer Yogamatte, wie weit die Position Ihrer Fußaußenkante davon abweicht. Versuchen Sie dann, sie gerade am Teppichrand auszurichten. Wie fühlt sich das an? Seltsam? Das ist in Ordnung und wahrscheinlich sogar gut für Ihren Fuß.

Die Auswärtsdrehung – Eine Frage der Perspektive

Viele Experten sprechen von einer *natürlichen* Auswärtsdrehung des Fußes, obwohl diese Angaben auf Messungen der Gangart moderner, wohlhabender gewohnheitsmäßiger Schuhträger mit kulturell bedingter sitzender Lebensweise beruhen. Betrachtet man die Daten so, lässt sich tatsächlich bei fast allen US-Amerikanern eine leichte Auswärtsdrehung der Füße feststellen. Was freilich nicht beweist, dass dies die natürliche Ausrichtung ist. Es belegt lediglich, dass dies bei den meisten Menschen auftritt, die sich auf eine bestimmte Art und Weise bewegen.

Betrachtet man die kulturellen Gepflogenheiten von Westeuropäern in den letzten Jahrhunderten, erkennt man zwei große gemeinsame Trends: die militärische Ausbildung und der Einfluss des Balletts. Beide Traditionen haben eine starke, mit Nachdruck durchgesetzte Haltungskomponente. Die Position „Fußspitzen auseinander, Fersen zusammen" hat einen kulturellen Hintergrund und basiert nicht auf einer natürlichen (also „von der Natur vorgegebenen") Grundlage. „Normal", „weitverbreitet" und „üblich" bedeutet etwas anderes als „natürlich". Trotzdem wird die Auswärtsdrehung in zahlreichen Schriften, die auf dem Tanz basieren, als grundsätzlich richtige und nicht nur in diesem speziellen Zusammenhang korrekte Ausrichtung dargestellt.

Die Füße gerade ausrichten

Wie man sich bewegt, lernen wir von den Älteren, von Lehrern und Bewegungstherapeuten – und fast alle vermitteln die Auswärtsdrehung entweder explizit oder durch ihr Vorbild. Ande-

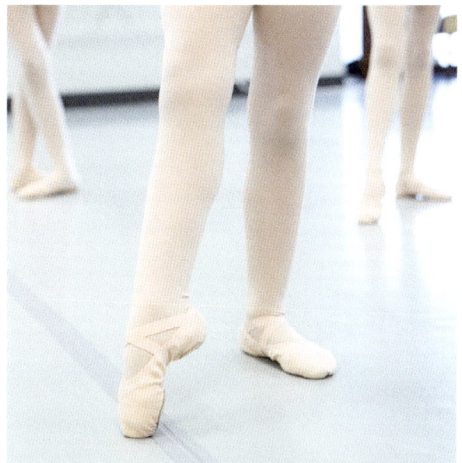

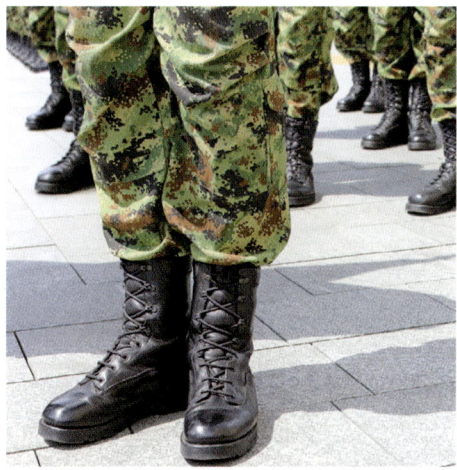

Militär und Ballett sind Traditionen, die in unserer Kultur die Position „Fußspitzen auseinander, Fersen zusammen" durchgesetzt haben.

rerseits ergibt die Konstruktionsanalyse von Zehen, Fuß, Gelenken, Innenfuß und Unterschenkelmuskulatur, dass es für eine gerade Ausrichtung am besten ist, wenn immer dieselben Hebelkräfte wirken (wie beim Gehen).

Selbst die Schlüsse, die aus wissenschaftlich erhobenen Daten gezogen werden, müssen nicht zwangsläufig richtig sein. Denken Sie nur daran, wie unterschiedlich die Angaben zu Gewicht, Fitness, Flexibilität der hinteren Oberschenkelmuskeln etc. heutzutage bei vielen von uns ausfallen. Der Zustand unseres Körpers – ja sogar die Stellung unserer Knochen – ist nach wie vor eine unmittelbare Folge unseres gewohnten Bewegungsmusters. Es wäre schließlich wissenschaftlich nicht korrekt, wenn aktuell erhobene Daten zu Knochendichte und Blutzucker in künftigen Lehrbüchern nur deshalb als „natürlich" bezeichnet würden, weil man sie bei so vielen Menschen gemessen hat.

Wenn Sie Ihre Füße beim Gehen schon über einen längeren Zeitraum stark nach außen drehen, dürften Sie eine gerade Ausrichtung eher als Einwärtsdrehung empfinden. Weil sie tatsächlich nun stärker nach innen gedreht sind. Das bedeutet allerdings nicht, dass diese Einwärtsdrehung zu stark ist. (Sie können sich an der Fußaußenkante orientieren.) Sie müssen Ihre Füße beim Gehen nicht sofort ganz gerade ausrichten. Sie können stattdessen zunächst vorsichtig damit anfangen und ihre Stellung nach und nach ausrichten, wenn Ihre Unterschenkel durch die korrigierenden Übungen geschmeidiger werden.

Bei gerade ausgerichteten Füßen stellen Sie vielleicht eine Krümmung der Zehen zur Mittellinie des Körpers hin fest. Auch das ist in Ordnung. Dies ist Ihnen wahrscheinlich einfach bislang nie aufgefallen. Wenn Sie schon sehr lange mit nach außen gedrehten Füßen gehen, dürften sich Ihre Zehen so angepasst haben, dass sie trotzdem gerade nach vorn zeigen. Indem Sie die Muskeln der Zehen kräftigen (siehe

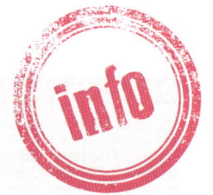

Forschen Sie in Sachen „Haltung"!

Unsere wichtigsten Gang- und Haltungsmuster sind schon sehr früh entstanden: als wir durch das Nachahmen von Menschen in unserer Umgebung lernten, uns zu bewegen. Der physische Zustand Ihres Körpers ist die Gesamtsumme all dessen, *was Sie bislang gemacht haben*. Falls Sie Bilder von sich haben, können Sie selbst zum Haltungsdetektiv werden.

Suchen Sie die Fotos heraus, auf denen Sie einen eingehenden Blick auf Ihre jungen Füße werfen können. Wie sehen sie auf den Bildern aus Ihrem ersten Lebensjahr aus? Nutzen Sie die soeben erworbenen Fähigkeiten zur Beurteilung von Haltung und Symmetrie, um einen individuellen Zeitplan für die Entwicklung Ihres Haltungsmusters anzulegen. Hier ein Beispiel aus meiner persönlichen Sammlung:

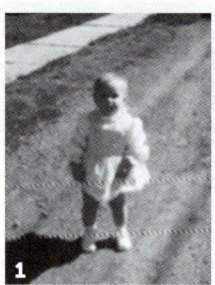 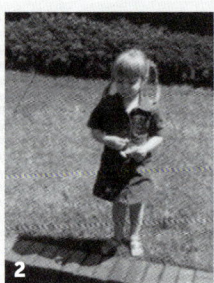 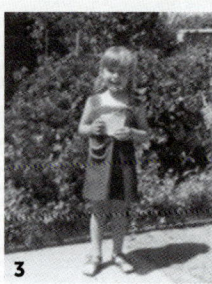 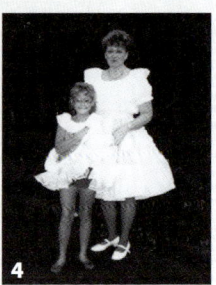

1 Auf diesem Foto bin ich ungefähr ein Jahr alt. Zu diesem Zeitpunkt sind meine Füße noch sehr gerade ausgerichtet. **2** Auf allen Bildern, die zwischen dem dritten und dem vierten Lebensjahr von mir gemacht wurden, ist der Beginn einer Auswärtsdrehung des rechten Fußes erkennbar. **3** Das wird jahrelang mein Steh- und Gehmuster bleiben. **4** Dieses Bild mit meiner Mutter (Es geht doch nichts über ein schönes Foto im Petticoat!) zeigt, dass ich in unserer Familie nicht die Einzige mit dieser Angewohnheit bin.

Übungen im Kapitel „Fitness für Ihre Füße", Seite 76 ff.), können Sie ihren Tonus verbessern und ihre Stellung beeinflussen.

Ein Blick auf Ihre Zehen

Schauen Sie einmal genau hin: Wie sehen Ihre Zehen eigentlich aus? Prüfen Sie die Knochen beider Füße auf Symmetrie. Die Zehen sind zwar ziemlich klein, haben uns aber trotzdem eine Menge Bewegungsmöglichkeiten zu bieten. Sie können sich nach rechts oder links neigen, sich vom Boden abheben, in den Sand krümmen, drehen und wenden – vor allem, wenn unser Gang nicht optimal ist.

Bei all dem, was Sie Ihren Füßen abverlangen, werden Zehen mit schlecht entwickelter Muskulatur ziemlich leicht „herumgeschubst". Beim Gehen werden sie nach vorn „geworfen". Laufen Sie z. B. mit stark auswärtsgedrehten Füßen geradeaus, werden auch die Zehenknochen gerade nach vorn geschleudert. So entsteht im Laufe der Zeit eine Einwärtsdrehung der Zehen bei auswärtsgedrehten Füßen.

Zehen ohne eine kräftig entwickelte, stabilisierende Muskulatur können sich gegenseitig den Platz streitig machen. Wird eine Zehe zu weit in eine Richtung gezogen, schiebt sie sich am Ende buchstäblich über die anderen. Dies ist kein Problem der Gelenkstabilität, denn für die Stabilisierung der Gelenke sind in erster Linie die Muskeln zuständig.

Es kann natürlich zu einer *Hypermobilität* der Zehen kommen, weil die Füße nicht gleichmäßig gefordert werden und deshalb nicht alle Fußmuskeln stark genug sind, um jede Zehe an ihrem Platz zu halten.

Jetzt haben Sie auch gleich eine gute Gelegenheit nachzusehen, ob Sie Hammerzehen haben. Hammerzehen sind stärker gekrümmt und höher gewölbt und können innen am Schuh scheuern. Die Haut wird dadurch rot und wund, und schließlich kann sich sogar ein Hühnerauge bilden.

Das Wichtigste in Kürze

- Genetische Faktoren spielen bei Erkrankungen zwar eine Rolle, doch bei vielen chronischen Leiden geht es eher darum, was wir aus unseren Genen *machen*.
- Die folgenden beiden Gewohnheiten können wir leicht ändern: die Auswahl unseres Schuhwerks und unsere Gangart.
- Unser Gang ist das Ergebnis unserer Nachahmung anderer Menschen, unserer Tanz-, Sport- oder Militärausbildung sowie unseres persönlichen „Stils".
- Es gibt teure Geräte zur Ganganalyse. Wir können unseren Gang aber auch ganz einfach selbst im Spiegel prüfen.

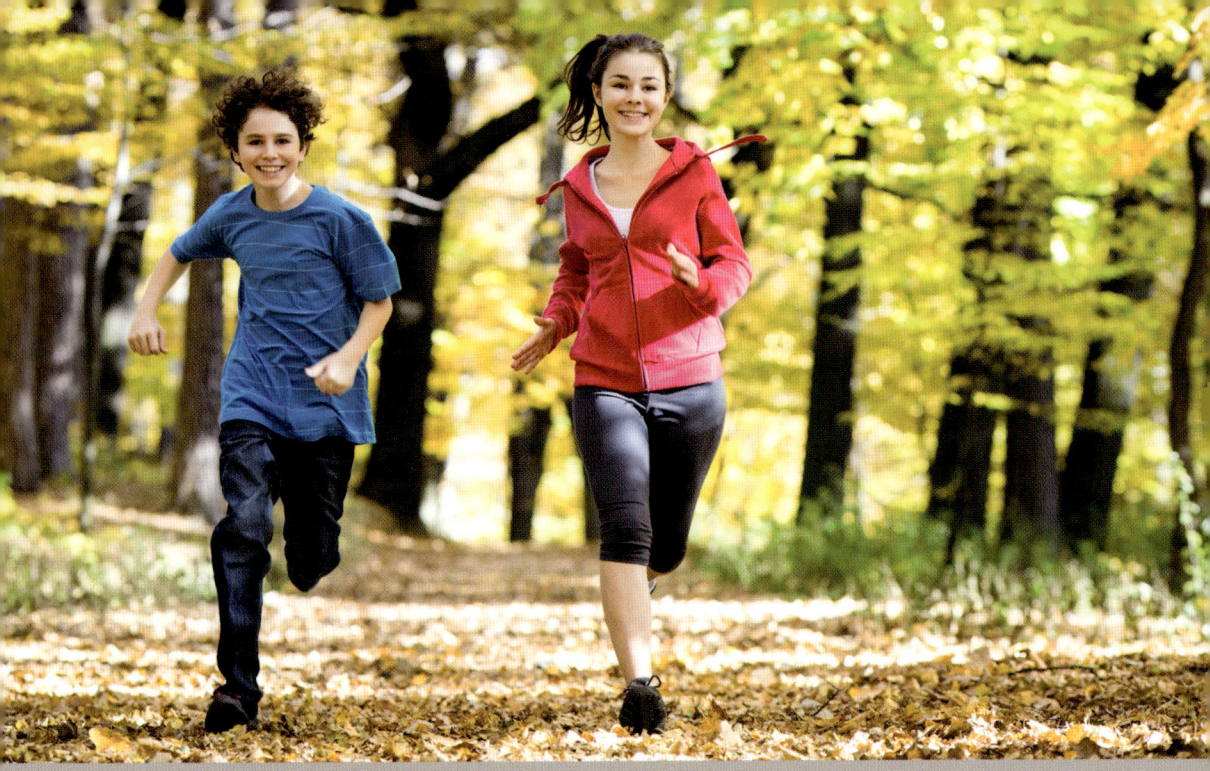

Fuß- und Hüftknochen sind miteinander verbunden

Manchmal entstehen Fußschmerzen anatomisch viel weiter oben, als Sie denken. Ihre Art zu stehen kann zu einer Fehlbelastung des Gewebes und zu vorzeitigem Verschleiß führen. Schieben Sie beispielsweise oft die Hüften nach vorn? Das ist ein guter Ausgangspunkt für die Suche nach möglichen Auslösern.

Es spielt eine große Rolle, wohin unsere Füße beim Gehen zeigen. Doch auch andere Körperteile haben Auswirkungen auf unsere Füße. Da die Füße unser gesamtes Gewicht tragen, kann jeder Körperteil diese Belastung beeinflussen. Will man herausfinden, wie die einzelnen Körperteile über den Füßen ausgerichtet sind, bedarf es dazu unter Umständen vieler komplexer Analysen. Zum Glück gibt es aber einen Körperteil, dessen Stellung gut sichtbar ist und der großen Einfluss auf die Gesundheit unserer Füße hat – das Becken.

Becken und Fußgesundheit hängen insofern zusammen, als dass das Becken bei aufrechter Haltung gewissermaßen unser „Massezentrum" ist. Wann immer sich das Becken direkt über unseren Füßen befindet, tragen diese unser gesamtes Gewicht. Wenn Menschen mit schmerzenden Füßen zu mir kommen, zeige ich ihnen zuerst eine neue Art zu stehen, damit der Druck nicht immer auf derselben Stelle lastet.

> „Die Zehenglieder sind mit dem Fuß verbunden, die Fußknochen mit dem Bein und die Knochen des Beins mit dem Knie ..."
>
> „Dem Bones", ein Spiritual

Das Fersenbein ist der Teil des Fußes mit der größten Dichte. Deshalb ist es erheblich besser als die kleinen Knochen im Vorfuß dafür gerüstet, über längere Zeit das Körpergewicht zu tragen. Das soll nicht heißen, dass der Belastungsschwerpunkt unverändert bleibt, wenn Sie sich bewegen. Aber im Stehen sollte die Muskulatur von Füßen, Po, Oberschenkeln und Rumpf Sie halbwegs mittig über den Fersen halten. Ich möchte bei dieser Gelegenheit auch zu bedenken geben, dass es in Schuhen mit Absätzen schwer, wenn nicht gar unmöglich ist, im Stehen den Schwerpunkt über den Fersen zu halten.

Ein Blick auf die Position Ihres Beckens

Wenn Sie Ihre Hände „in die Hüften" stemmen, liegen diese quasi auf dem Beckenkamm unmittelbar über den Hüftgelenken. Das Becken sollte im Stehen eine senkrechte Linie mit Knien und Fußgelenken bilden (Abbildung, Seite 38 links), statt sich über dem Vorfuß zu befinden (siehe Abbildung, Seite 38 rechts).

Sobald sich jemand um eine „gute Haltung" bemüht, erinnert er oder sie sich oft an die Anweisung: „Schultern zurück." Leider wird daraus oft: „Becken nach vorn." Statt die Schultern nach hinten zu nehmen, wird meist lediglich das Becken nach vorn gekippt. Bei Ihrer eigenen Prüfung, wo sich bei gekipptem Becken der Gewichtsschwerpunkt befindet, werden Sie möglicherweise merken, dass er direkt auf dem schmerzhaftesten Fußabschnitt ruht.

Wird dem Vorfuß die Last zu groß und werden die Füße zudem in enge Schuhe gezwängt, sind die kleineren Fußmuskeln damit überfordert, permanent das gesamte Körpergewicht zu

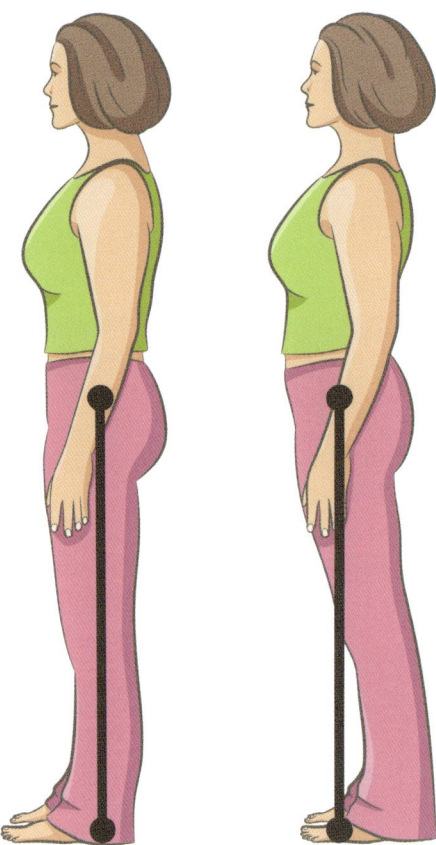

Links: Vertikale Aufrichtung mit Schwerpunkt über der Ferse; *Rechts*: Nach vorn gebrachtes Becken mit Schwerpunkt über dem Vorfuß

Sie nicht nach vorn kippen), was die Entstehung von *Plantarfasziitis*, Hammerzehen und *Metatarsalgie* (schmerzenden Mittelfußknochen) begünstigt. Wenn Sie Ihr Gewicht hingegen auf Knie, Fußgelenke und Fersen verlagern, kann das Skelett es besser tragen und der Druck auf den Vorfuß lässt sofort nach.

Zum Thema „Skelett"

Wer dieses Buch liest, hat entweder selbst schon Erfahrungen mit Knochenschwund (*Osteoporose*) gemacht oder kennt jemanden, dem an irgendeiner Stelle des Skeletts ein Rückgang der Knochenmineraldichte bescheinigt wurde. *Osteoporose* ist mittlerweile zur Volkskrankheit geworden. Nicht nur die Anzahl der Betroffenen steigt, sondern es erkranken auch immer mehr junge Menschen. Doch das Phänomen der abnehmenden Knochenmineraldichte kann auf sehr unterschiedlichen Ursachen beruhen: Ernährung, Hormone, Gene und körperliche Ausrichtung. Sie lesen richtig: *Osteoporose* hat auch mit unserer Körperhaltung zu tun!

tragen. Sie sollten sich ja ohnehin darauf konzentrieren, das Fußgewölbe zu stützen, um mit dem wechselnden Untergrund klarzukommen. Liegt der Schwerpunkt über dem Vorfuß, können sich darüber hinaus die Zehen verkrampfen oder einkrallen (damit

Ihr Körpergewicht ist zu einem bestimmten Zeitpunkt stabil. Würden Sie sich jedoch mit dem linken Fuß auf eine und mit dem rechten Fuß auf eine zweite Waage stellen, müssten Sie das Gewicht nur nach rechts verlagern und schon würde die rechte Waage mehr anzeigen als die linke. Wenn wir also von „belastbaren" oder „tragfähigen" Körperteilen sprechen, meinen wir damit, dass diese einen gewissen Anteil unseres Körpergewichts tragen können. Bei der Frage, wie viel Gewicht Ihre Hüftknochen zu tragen haben (die in unserer Kultur besonders zu Knochenschwund neigen), kommt es darauf an, wo sich Ihr Becken befindet: vor oder über den Hüften.

Was Schuhe mit Absätzen bewirken

Ohne ein grundlegendes Verständnis von der Tragfähigkeit einzelner Körperteile zu haben, belasten viele Menschen ihre Knochen zusätzlich, indem sie mit Hanteln joggen oder eine Gewichtsweste tragen und bei den Geräten im Fitnessstudio den Widerstand erhöhen. Diese Veränderungen können den Körper zwar stärker fordern, aber nicht immer müssen die Hüften dabei tatsächlich mehr Gewicht tragen. Falls Sie wirklich etwas für gesunde Hüften tun wollen, sollten Sie Folgendes bedenken: Schuhe mit Absätzen können nicht nur Ihren Füßen schaden, sondern auch dafür sorgen, dass weniger Gewicht auf Ihren Hüften lastet.

Um diese Zusammenhänge besser zu verstehen, müssen wir uns zunächst genauer anschauen, wie unsere Knochen aufgebaut sind. Wird ein Knochen belastet (d. h. wirkt die Gewichtskraft darauf), sorgt er mithilfe der Knochenmineralien für den Erhalt seiner Form und Kraft, um der Belastung standhalten zu können. Hätten Sie in jedem Hüftgelenk eine winzige Waage, würde sich das angezeigte Gewicht verringern, sobald Sie das Becken nach vorn bringen. Genau das passiert, wenn Ihre Schuhe auch nur winzige Absätze haben. Dann wandert das Becken aufgrund der veränderten Körpergeometrie zum Ausgleich automatisch nach vorn.

Wenn wir also bei jedem Schritt (und praktisch ein Leben lang) Absätze unter den Fersen haben, reduzieren wir die Belastung unserer Hüftknochen und damit auch das Signal zum Knochenaufbau in diesem Bereich. Möglicherweise erreicht dieses Signal den Oberschenkelhals, der für Knochenschwund besonders anfällig ist, einfach deshalb nicht (und er kann nicht von der Bewegung profitieren), weil unser Schuhwerk das Ankommen der osteogenen Botschaft (also die Aufforderung zur Knochenbildung) verhindert.

Der schnelle Weg zu einer gesunden Körperhaltung

Es kostet Sie weder Geld noch Mühe, den Schwerpunkt wieder dorthin zu verlagern, wo er hingehört. Wenn Sie jedoch Schuhe mit Absätzen tragen, ist es so gut wie unmöglich, das Gewicht von den Zehen zurück auf die Fersen zu verlagern. Diese Schuhe verursachen

Feedback

„Die Diagnose des Arztes war: ein Knochensporn an der Oberseite meines Fußes im Bereich des Großzehengrundgelenks. Die Stelle war sehr schmerzhaft, gerötet und geschwollen, und diese ständigen Schmerzen schränkten mich beim Gehen ein. Ich ging schließlich zu einem Facharzt für Fußheilkunde, um seine Meinung dazu einzuholen. Er prophezeite, dass die Schmerzen immer stärker werden würden: ‚In einem Jahr werden Sie mich auf Knien anflehen, den Knochensporn operativ zu entfernen.'

Ich begann, meine Art zu stehen und zu gehen zu verändern. Ich richtete die Füße gerade aus, verlagerte das Gewicht auf die Fersen und trug nur noch flache Schuhe oder Schuhe mit Minusabsatz. Schon bald verschwanden die Schmerzen und die Rötung, und ohne Schwellung konnte ich wieder beschwerdefrei laufen.

Ich halte mich immer noch an Ihre Grundsätze für eine gesunde Haltung und habe auch neun Monate später keine Schmerzen! Wie es scheint, ist der Sporn ein wenig kleiner geworden!"

Diane L., Physiotherapeutin

immer geometrische Veränderungen im Fußgelenk und verhindern damit eine gesunde vertikale Ausrichtung.

Versuchen Sie einmal, barfuß stehend die Hüften und damit das Gewicht so weit nach hinten zu verlagern, dass Sie Ihre Zehen anheben können. Dabei ist ein Schnurlot die beste Hilfe. Sie können es selbst herstellen, indem Sie eine große Unterlegscheibe an eine Schnur binden. (Das Gewicht sollte frei nach unten hängen und den Boden nicht berühren.) Prüfen Sie mit einem Blick in den Spiegel, ob Hüften, Knie und Fußgelenke auf einer Linie mit dem Lot sind. Sie werden natürlich nicht immer ein Lot in der Tasche haben, aber wenn Sie ein paarmal mit diesem objektiven Helfer vor dem Spiegel üben, bekommen Sie ein Gefühl dafür, wie weit Sie Ihre Hüften zurückschieben müssen. So können Sie sich unterwegs immer wieder daran erinnern, z. B., wenn Sie auf den Bus warten oder im Supermarkt Schlange stehen.

Sobald Sie Ihre Körperhaltung mit objektiven Mitteln (wie der beschriebenen senkrechten Linie) selbst einschätzen können, werden Sie auch physikalische Kräfte wie die auf ein Gelenk einwirkende Belastung und das Drehmoment besser verstehen. Testen Sie Ihren biomechanischen Kennerblick (siehe Abbildung rechte Seite): Welche der abgebildeten Personen bringt das Becken nach vorn? Ich könnte auch fragen: Bei welcher der abgebildeten Personen lastet das Gewicht stärker auf dem Vor- als auf dem

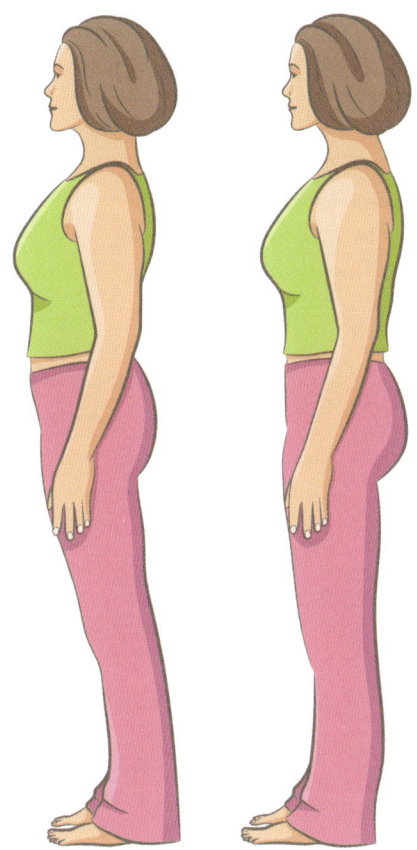

er steht dennoch nicht „raus"; er befindet sich nur etwas weiter hinten.

Achten Sie auch darauf, wie Sie sich fühlen, wenn Sie barfuß eine gesunde vertikale Haltung einnehmen oder Schuhe mit Absätzen tragen. Je aufmerksamer Sie Ihren Körper wahrnehmen, desto deutlicher spüren Sie allmählich, wie verschiedene Gewebepartien zusammengedrückt werden, sobald Sie sich etwas über die Füße ziehen. Sie werden von Ihren Schuhen geformt.

Das Wichtigste in Kürze

- Bei chronischen Fußschmerzen spielt die Position des Beckens oft eine entscheidende Rolle. Besonders ein Becken, das dauerhaft zu weit vorn steht, kann zu Fehlbelastungen führen, bei denen wir unser Gewicht vom kräftigeren Rückfuß auf den Vorfuß verlagern.
- Kaum jemand macht sich bewusst Gedanken über die Position seines Beckens. Achten Sie deshalb künftig darauf, wo sich Ihre Hüften befinden.
- Solange Sie in Schuhen mit Absätzen gehen, ist es nahezu unmöglich, eine gesunde Ausrichtung einzunehmen, d. h. die Hüften über die Fersen zu bringen.

Rückfuß und bei welcher tragen demzufolge die Hüften weniger Gewicht?

Wenn Sie Ihre Hüften nach hinten schieben, bis diese eine senkrechte Linie mit Knien und Fußgelenken bilden, fühlt sich das möglicherweise an, als ob Sie den Po herausstrecken würden.

Schauen Sie zunächst in den Spiegel, um sich ein objektives Bild davon zu verschaffen – denn manchmal weichen Gefühl und Realität stark voneinander ab. Es könnte sein, dass Ihr Po tatsächlich weiter hinten ist als gewohnt. Aber

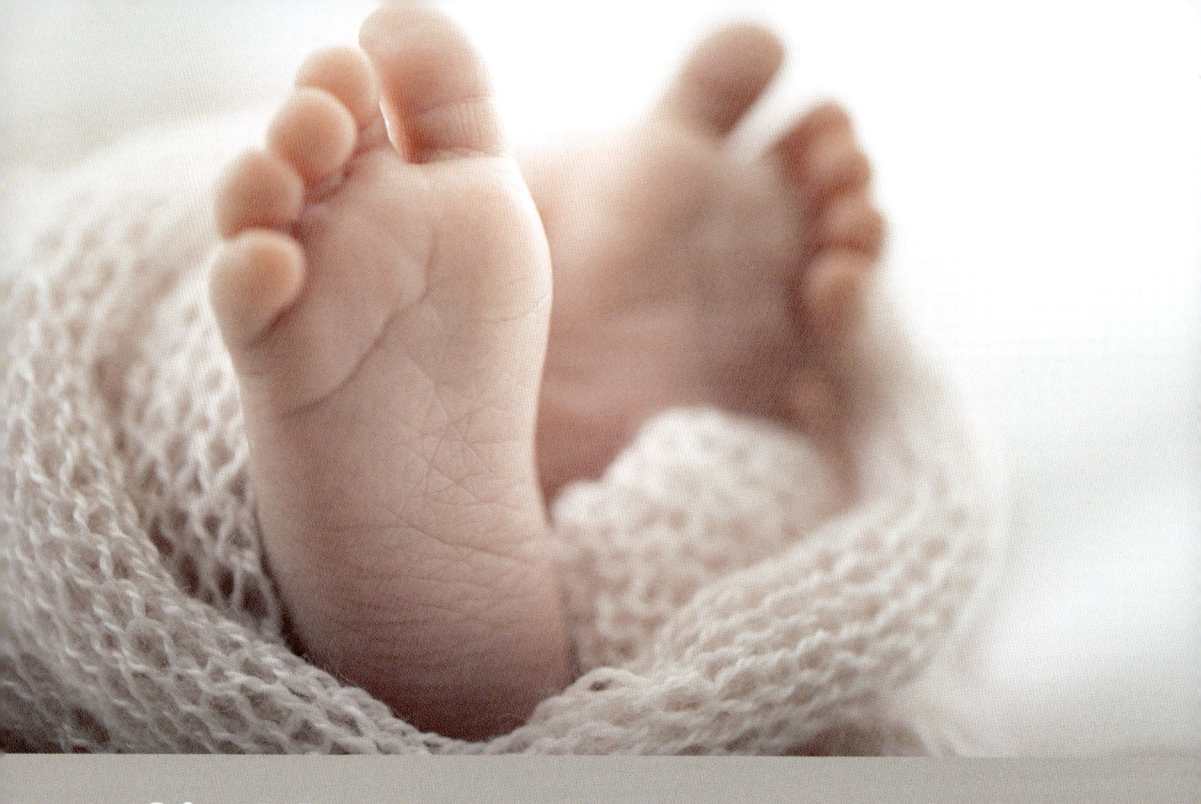

Sind Ballenzehen erblich?

Die Ballenzehe oder der *Hallux valgus* tritt meist familiär bedingt auf. Kommt er in Ihrer Familie gehäuft vor, so hat dies jedoch mehr mit Ihren erlernten Bewegungsgewohnheiten und dem Schuhwerk als mit einem schwachen Bindegewebe zu tun.

Unlängst habe ich mir eine beliebte Nachmittagstalkshow angesehen, die von einem Arzt moderiert wird. Dabei hörte ich, wie er Millionen von Zuschauern erklärte, die Ballenzehe (*Hallux valgus*) sei genetisch bedingt. Ich konnte es kaum glauben!

Ballenzehen finden sich häufiger bei Frauen, aber auch Männerfüße sind davon betroffen. *Hallux valgus* wird gern so dargestellt, als handle es sich dabei um eine unvermeidbare, im genetischen Code der betreffenden Person gespeicherte Krankheit, die nur darauf wartet, auszubrechen und das Gehen schmerzhaft sowie das Tragen von Schuhen schwierig zu machen. Dem ist nicht so!

Gewöhnlich entsteht eine Ballenzehe aufgrund einer unnatürlichen Belastung der Gelenke unseres *Hallux*. Sie erinnern sich sicher daran, dass dies die lateinische Bezeichnung für die große Zehe ist.

Ich habe ja bereits erwähnt, dass sich die Zehen durch unseren Umgang mit unseren Füßen verschieben können. Wie Sie sich bewegen, wie, wo und wie oft Sie gehen und welche Schuhe Sie dabei tragen (oder nicht tragen), all das spielt bei der Entstehung von Ballenzehen eine Rolle. Wiederholte (und manchmal nur winzige) Drehbewegungen beim Gehen können Bänder im Fuß lockern, Knochen verschieben und die Grundbedingungen in einem Gelenk verändern. Jeder dieser Faktoren wirkt sich auf Funktion und Aussehen des Fußes aus.

Was genau ist eine Ballenzehe?

Eine Ballenzehe ist eine Ausbuchtung der großen Zehe, bei der es zu vermehrtem Gewebewachstum oder einer Schwellung an der medialen Großzehenkante (also der Kante, die der Mittellinie des Körpers am nächsten ist) kommen kann. Bei dieser sogenannten *Exostose* handelt es sich um gutartige Knochenanlagerungen an der vorhandenen Knochensubstanz. Sie ist nicht zu verwechseln mit dem Schiefstand der Großzehe (hat aber damit zu tun). Wenn sich die Großzehe zur Kleinzehenseite neigt, wird dies als *Hallux valgus* bezeichnet.

> „Selbst wenn die genetische Disposition die wichtigste Voraussetzung ist, ist sie in der Praxis unbedeutend, da Veränderungen des eigenen Erbguts unmöglich, Verbesserungen des Schuhwerks hingegen ganz einfach sind."
>
> I. B. Shine, M. B.

Derzeit ist medizinisch nicht erwiesen, warum eine *Exostose* entsteht: weil zu enges Schuhwerk zu einem Großzehenschiefstand führt, weil der Fuß nach innen knickt (*Überpronation*) und die Großzehe durch rotierende Bewegungen nach innen verschiebt oder weil das Gangmuster ein überbewegliches Zehengelenk verursacht. Bekannt ist jedoch, dass die Großzehe nach einer Weile immer stärker in Richtung Kleinzehe gezogen oder geschoben wird, bis sie so schief ist, dass sie beinahe im rechten Winkel zu den anderen Zehen steht. Ein *Hallux valgus* mit *Exostose* beeinträchtigt nicht nur die Funktion des Fußes, er kann auch das Gehen höchst unangenehm und schmerzhaft machen.

Die Häufigkeit von Ballenzehen lässt sich nur schwer zahlenmäßig erfassen. Der Anteil reicht je nach Studie von 0,9 Prozent der Gesamtbevölkerung über 28,4 Prozent der Erwachsenen bis hin zu 74 Prozent bei den Senioren. Die Zahlen unterscheiden sich zwar aufgrund der zur Datenerhebung verwendeten Methode, aber Gemeinsamkeiten in der Fachliteratur zeigen, dass Ballenzehen am häufigsten bei Frauen und älteren Menschen auftreten.

Wer beim Blick auf die eigenen Ballenzehen eine gewisse Ähnlichkeit mit den Füßen seiner Eltern feststellt, kommt vermutlich schnell zu der Annahme: „Meine Ballenzehen sind tatsächlich genetisch bedingt." Aber bei all den von Forschern gesammelten Daten sollte man die Zusammensetzung der untersuchten Population berücksichtigen. In den Studien der aktuellen *Hallux valgus*-Forschung werden durchweg Menschen untersucht, die täglich Schuhe tragen. Wir wissen nur sehr wenig über das Vorkommen von *Hallux valgus*, bevor der Mensch den Schuh für sich entdeckte. Die Erforschung der „Biomechanik des Fußes" hat sich mehr und mehr auf Menschen konzentriert, die zeitlebens Schuhe tragen, was Aussagen über genetisch bedingte Erkrankungen erschwert.

Die wirklichen Ursachen einer Ballenzehe

Um die Ursachen von Ballenzehen klarer benennen zu können, müsste man im Idealfall eine Gruppe von Menschen untersuchen, die noch nie im Leben Schuhe getragen haben. Leider ist es jedoch global nahezu unmöglich, traditionell unbeschuhte Menschen zu finden.

Glücklicherweise wurden Anfang des 20. Jahrhunderts große Datenmengen von verschiedenen barfuß gehenden Völkern erhoben und die Winkel ihrer Füße und Zehen vermessen, als sie anfingen, Schuhe zu tragen. Die Messtechniken dürften zum Teil noch sehr einfach gewesen sein, aber die Zahlen dieser Studien belegen, dass Ballenzehen bei nur 3 Prozent der jeweiligen schuhlosen Population auftraten – und nicht bei 20-mal so vielen Menschen.

Manche Menschen leiden an Krankheiten, bei denen die genetische Veranlagung zu einer veränderten Kollagenzusammensetzung führt. Die Gene des Menschen haben also durchaus einen Anteil an den Erkrankungen des Bewegungsapparats, da Faktoren wie die Kollagenbeschaffenheit, die Länge und die Form der Knochen die Hebelwirkung einzelner Körperteile verändern.

Aber die Gene wirken nicht in einem Vakuum. Wenn Sie glauben, zu dem

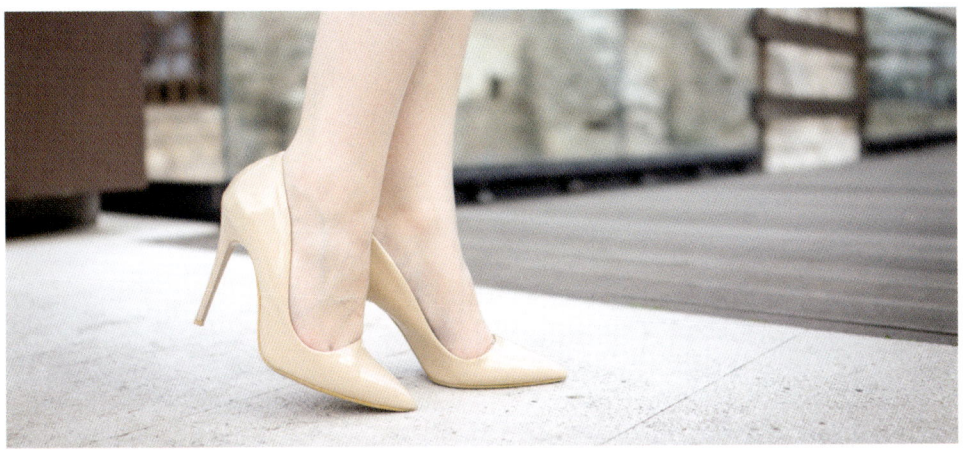

Zu enge Schuhe und hohe Absätze sind die Hauptursachen für das Entstehen von *Hallux valgus*.

geringen Prozentsatz von Menschen mit Kollagenproblemen zu gehören, müssten alle Gelenke davon betroffen sein, nicht nur die große Zehe. Ihre Hypermobilität und Instabilität würden sich in vielen Gelenken sowie verschiedenen Gewebearten bemerkbar machen. Falls Sie kein grundsätzliches Kollagenproblem haben, sind Ihre Ballenzehen höchstwahrscheinlich die Folge von Bewegungs- und Haltungsgewohnheiten, die Sie im Laufe der Jahre erworben haben.

„In meiner Familie haben alle Ballenzehen!"

Bevor sich eine Ballenzehe entwickelt, kann schon über längere Zeit ein Großzehenschiefstand bestehen. (Gibt es unter Ihnen vielleicht Fans von superschmalen Schuhen?) Möglich wäre auch, dass die falsche Belastung des Gelenks zunächst das Gewebewachstum anregt, das wiederum die große Zehe verschiebt.

Zu enge Schuhe sind eine der Hauptursachen eines Großzehenschiefstands – gepaart mit hohen Absätzen, die den Vorfuß verstärkt belasten. Bei eingezwängten Füßen kommt es zu starken Verspannungen der Muskulatur zwischen den Zehen. Beginnen Sie damit, die Zehen täglich zu dehnen, und schenken Sie dabei dem „großen Onkel" besonders viel Aufmerksamkeit (siehe Übungen im Kapitel „Fitness für Ihre Füße", Seite 76 ff.). Wenn Sie die Finger zwischen die Zehen schieben, hilft das bereits, die Länge und den Bewegungsumfang der Muskeln wiederherzustellen. Falls Ihre Großzehe einen relativ starken Schiefstand hat, sollten Sie sie über längere Zeit sanft dehnen und von den anderen Zehen wegziehen.

Die Ausrichtung Ihrer Füße

Nehmen wir einmal an, Sie hätten nie zu enge Schuhe getragen. Und nehmen wir zudem sogar an, Sie hätten nie Schuhe getragen. Das ist kein Garant dafür, dass Sie von Ballenzehen verschont bleiben, denn diese können auch andere Ursachen haben.

Wie Sie bereits wissen, drehen viele Menschen ihre Füße nach außen. Sie müssen sich nur umsehen, wenn Sie das nächste Mal im Schwimmbad oder in der überfüllten Innenstadt sind. Und wie bereits erwähnt, führt diese Auswärtsdrehung dazu, dass der Fuß verstärkt von einer Seite zur anderen und nicht wie üblich von hinten nach vorn bewegt wird. Bei dieser Seitwärtsbewegung des Fußgelenks rollt das Körpergewicht nicht wie normal über die Großzehenspitze, sondern über die Seite des Großzehengrundgelenks ab. Dadurch kommt es zu einer Fehlbelastung der Großzehe. Oder einfacher ausgedrückt: Bei auswärtsgedrehtem Fuß wird das Großzehengrundgelenk bei jedem Schritt in den Boden gepresst.

Wie Häuser haben auch Gelenke eine bestimmte Struktur und beide gehorchen im Grunde den gleichen Konstruktionsgesetzen. Wände verfügen nicht über dieselben tragenden Eigenschaften wie das Fundament. Und wenn Sie auf den „Wänden" statt auf dem Fundament der Gelenke laufen, muss der Körper Verstärkung anfordern und die „Wände" ausbauen. Das führt zu Knochenvorwölbungen oder Schwellungen am Fuß, während sich die Ballenzehe entwickelt.

Sofortmaßnahmen, um Ballenzehen zu entlasten

Ballenzehen scheinen genetisch bedingt zu sein, weil sie meist schon einen Elternteil plagten – in Anbetracht der verstärkten Verbreitung bei Frauen vermutlich die Mutter, genau wie ihre Mutter und wiederum deren Mutter. Das sind einfach zu viele Mütter, um beim Auftreten eines Ballenzehs nicht an eine genetische Ursache zu denken. Viele Dinge werden jedoch über die Generationen weitergegeben und neben der genetischen Veranlagung stehen auch kulturelle Aspekte ganz oben auf der Liste.

Natürlich kann das genetische Erbe – wie etwa Kollagentyp, Knochenlänge und Knochenbreite – den Zustand des Körpers beeinflussen. Genauso wie nichtgenetische Faktoren wie Gangbild, Schuhwerk und Bewegungsgewohnheiten. Zuweilen fällt es uns schwer, unsere Gewohnheiten umzustellen. Dabei lassen sie sich viel leichter ändern als unsere DNA.

Zusätzlich zu der geraden Ausrichtung der Füße und dem Aufrichten des Beckens im Stehen gibt es zwei weitere einfache Sofortmaßnahmen, um Ballenzehen zu entlasten.

1. Tragen Sie ab sofort keine zu schmalen Schuhe mehr. Solange Ihre Füße

in zu engen Schuhen stecken, werden die Zehen zusammengedrückt. Wenn die Großzehe mobilisiert werden soll, braucht sie Platz. So einfach ist das.
2. Achten Sie *beim Gehen* auf Ihre Fußstellung. Sie müssen dabei nicht fanatisch werden, aber wenn Sie Ihrem Gewebe die Chance geben wollen, sich von der jahrelangen Fehlbelastung zu erholen, müssen Sie Ihre Belastungsmuster ändern. Das hört sich schwierig an, doch mit etwas Aufmerksamkeit bei dem möglichst täglichen Spaziergang können Sie nicht nur Ihre Fitness, sondern auch die Gesundheit Ihrer Füße verbessern.

Sowohl die offensichtlichen Fakten als auch die Gesetze der Physik legen nahe, dass Ballenzehen meist durch Schuhwerk und Gangart verursacht werden. Deshalb finde ich es wenig hilfreich, wenn ein Arzt ohne jede Einschränkung behauptet, ein potenziell schmerzhaftes und körperlich einschränkendes Fußproblem sei allein auf Ihr genetisches Schicksal zurückzuführen. Mit korrigierenden Übungen sowie entsprechenden Anpassungen bei der Ausrichtung Ihrer Füße und beim Schuhwerk können Sie die Symptome einer Ballenzehe, die Kraft in Ihren Füßen und sogar die Position der Fußknochen verändern.

Das Wichtigste in Kürze

- Der starke Großzehenschiefstand bei Ballenzehen wird *Hallux valgus* genannt.
- Wissenschaftliche Untersuchungen beschuhter Populationen zeigen, dass Ballenzehen deutlich häufiger bei Frauen und älteren Menschen auftreten. Es wird eine genetische Komponente vermutet.
- Wissenschaftliche Untersuchungen unbeschuhter Populationen zeigen darüber hinaus, dass der *Hallux valgus* bei ihnen meist sehr viel seltener auftritt als bei beschuhten Populationen – nämlich bei nur rund 3 Prozent.
- Wer lange zu enge Schuhe trägt, kann dadurch das stabilisierende Gewebe des ersten Großzehengelenks beeinträchtigen.
- Mit kleinen Änderungen der Gewohnheiten (einfachen Übungen, passendem Schuhwerk und einer Veränderung des Gangmusters) können Sie ab sofort die Belastung Ihrer Zehengelenke reduzieren.

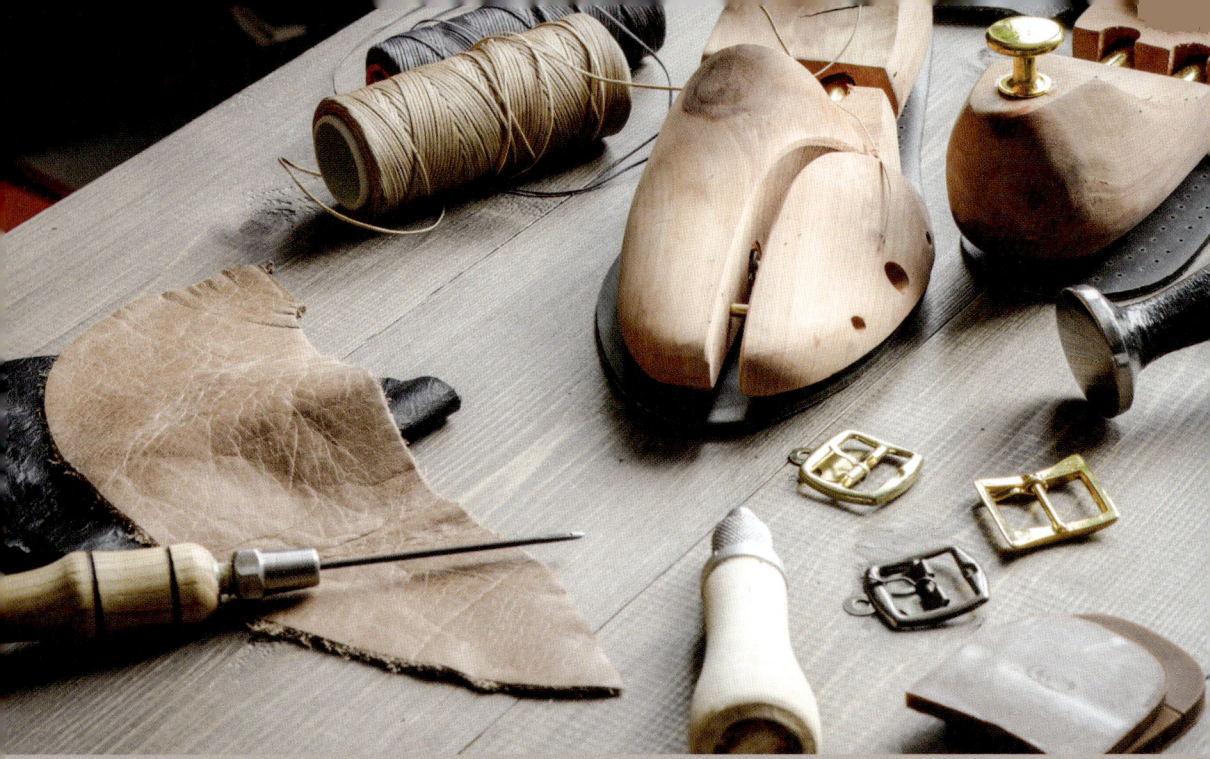

Die Anatomie des Schuhs

Der Grundaufbau eines Schuhs ist nicht nur für den neuesten Modetrend von Bedeutung. Lernen Sie seine vier Hauptelemente kennen und verbessern Sie mit klugen Entscheidungen die Gesundheit Ihrer Füße.

Sie haben nun die Kapitel zur Anatomie des menschlichen Körpers hinter sich gebracht und wissen jetzt mehr über Ihre Füße als viele andere Bewohner dieses Planeten. Dagegen ist es geradezu ein Kinderspiel, sich die „Anatomie" eines Schuhs einzuprägen. Sie müssen im Grunde nur vier Hauptelemente kennen. Dank dieser Informationen können Sie in Zukunft Schuhe auswählen, die besser für Ihre Füße geeignet sind, und damit ihre Gesundheit und ihre Funktion verbessern.

Ich habe bereits kurz erwähnt, dass das Tragen von Schuhen eine unnatürliche Angewohnheit ist und den Körper in seiner Funktion einschränken kann.

Richtig ist aber auch, dass viele von uns das Tragen von Schuhen recht gut kompensieren. Wir können gehen, laufen, springen, an sportlichen Wettbewerben teilnehmen und den Körper ganz gut bewegen, ohne die kleinen Muskeln in den Füßen zu mobilisieren. Bis die Schmerzen beginnen.

Das Schuhwerk unter die Lupe nehmen

Wie bei allen anderen schlechten Angewohnheiten entstehen auch die Beeinträchtigungen an unseren Füßen im Laufe der Zeit. Darum übersehen wir oft den Zusammenhang zwischen unserem Tun und unserem Befinden. Wenn Sie gesundheitsbewusst sind und sich gezielt etwas Gutes tun wollen, sollten Sie alles über die grundlegende Beschaffenheit von Schuhen lernen. Dadurch können Sie der Entstehung von Krankheiten vorbeugen.

Sollte die Motivation wie bei den meisten von uns erst durch akute Schmerzen entstanden sein, werden Sie herausfinden, welche Schuhe Ihre Füße gesünder machen und Ihre Schmerzen lindern. Aber unabhängig davon, ob Sie nun vorbeugen, Schmerzen lindern oder beides tun wollen, sollten Sie Ihr Schuhwerk einmal genau unter die Lupe nehmen.

Wie die Mehrzahl Ihrer Mitmenschen kaufen Sie Ihre Schuhe vermutlich nach dem Anlass, für den Sie sie benötigen – also Turnschuhe fürs Training, etwas Passendes fürs Büro oder etwas Schickes zum Ausgehen. Letztere sind in der Regel die steifen, von mir gern als „Killerschuhe" bezeichneten Modelle, die oft einen Absatz haben (auch die Herrenschuhe) und formalen Veranstaltungen vorbehalten sind. Doch das ist erst der Anfang.

Wenn Ihr Schuhwerk zudem modischen Anforderungen genügen muss, kommen noch Überlegungen zu Farbe,

> „Ich hatte keine 3000 Paar Schuhe, ich hatte nur 1060."
> Imelda Marcos

Material (wie etwa Lackleder) und wie lange Sie darin gehen können (nur, bis Sie den nächsten Stuhl gefunden haben) dazu. Unter Umständen haben Sie aus dem Schuhkauf längst eine Wissenschaft gemacht, mit Gleichungen und dreidimensionalen Diagrammen. Nichts gegen Ihr aktuelles System! Trotzdem sollten Sie eine Reihe neuer Variablen in Ihre Theorie integrieren. Sie brauchen eine neue Schuhanatomie.

Den Aufbau des Schuhes genauer betrachten

Jeder Teil eines Schuhs verändert die Biomechanik des menschlichen Fußes auf eine ganz bestimmte Art und Weise. Vor allem in den Sparten „Sport- und Wettkampfschuhe" sowie „gesundes Schuhwerk" spielen Designer häufig mit der Geometrie dieser Elemente, damit ihre Modelle mehr als nur Schmuck für die Füße sind.

Die Entwicklung von Schuhen ist eine hochkomplexe Angelegenheit, da Schuhmacher auch Faktoren wie Druck und Gelenkinstabilität einkalkulieren müssen. Wir werden nicht auf jedes kleine Detail eines Schuhs eingehen können. Um sofort etwas für die Gesundheit Ihrer Füße tun zu können, genügt es schon, die wichtigsten Teile zu kennen. Ein Schuh besteht traditionell aus vier Hauptelementen: aus Schaft, Sohle, Vorderkappe und Absatz.

Die Sohle

Die Sohle ist gewissermaßen die „Seele" des Schuhs. Sie erfüllt den ursprünglichen Zweck, die Haut vor Schürf- und Stichverletzungen zu schützen. Was früher nur ein dünnes Stück Tierhaut war, entwickelte sich stetig weiter.

Der Schuhboden (die Sohle) variiert in Hinblick auf Steifigkeit, Dicke, Weichheit, Ausprägung des Fußbetts (der vom Hersteller eingebauten Hügel und Täler) und Höhe. Im Laufe der Jahrhunderte schwankte die Höhe und Beschaffenheit der Sohlen zwischen gesunder Funktionalität und absurder Höhe, Länge und Neigung – natürlich stets im Namen der Mode. Jedes dieser Kriterien kann die Wechselwirkung zwischen Füßen und Boden beeinflussen und Auswirkungen darauf haben, welche Muskeln beim Gehen aktiviert werden.

Der Schaft

Der Schaft ist die oberste Materialschicht des Schuhs und hält die Sohle am Fuß. Er kann den ganzen Fuß (wie beim Turnschuh), den Vorfuß (wie bei der Pantolette oder der Sandale ohne Fersenriemen) oder nur einen winzigen Bereich abdecken wie beim Flipflop®, dem – wie ich gern sage – „Stringtanga für die Füße".

Seine Eigenschaften werden nicht nur von der Menge, sondern auch von der Art des Materials bestimmt, das die Haut bedeckt. Ein Schwimmschuh beispielsweise ist dehnbar wie eine Socke. Dadurch bleibt der Schuh selbst dann am Fuß, wenn ein großer Teil des Schafts schnittbedingt fehlt. Eine gut konstruierte Riemchensandale (und inzwischen sind viele davon auf dem Markt) gibt dem Fuß auch *ohne* viel Material einen guten Halt. Sie bietet einerseits eine gute Befestigung des Schafts, andererseits eine gute Belüftung der Haut und ist deshalb ideal für wärmere Gefilde.

Die Vorderkappe

Für den Aufbau der Vorderkappe gibt es zwei Kriterien. Das erste ist die Breite. Werfen Sie einen genauen Blick auf Ihren Vorfuß und Ihre Zehen. Das Gewebe und die Knochen müssen vollständig in die Spitze Ihres Schuhs, die sogenannte Vorderkappe, hineinpassen. Wie alle Kappen hat sie verschiedene

Größen und die Bandbreite reicht von der superspitz zulaufenden Ausführung bei High Heels, die wir meist auf roten Teppichen sehen, bis hin zum breiten, offenen Zehenbereich der Römersandalen.

Man sollte meinen, die Zeit der Lotosfüße sei vorbei. Wenn man sich jedoch ansieht, wie schmal die Schuhe heutzutage sind, in die manche Menschen ihre Füße hineinzwängen, könnte man Zweifel bekommen.

Das zweite Kriterium für die Vorderkappe ist der Abstand zwischen Boden und Schuhspitze. Die Vorderkappe sollte genau wie der Vorfuß auf dem Boden aufliegen. Irgendwann aber kamen die Hersteller auf die Idee, die Spitzen anzuheben. Das lässt die Schuhe ein wenig wie die Schnabelschuhe eines Hofnarren aussehen. Prüfen Sie beim nächsten Mal im Schuhgeschäft die Spitzen aller Schuhe, um zu sehen, ob die Zehen darin ein kleines Stückchen über dem Boden schweben.

Der Absatz

Der letzte und vielleicht wichtigste Teil des Schuhs ist der Absatz. Dies wäre kein Buch über Fußgesundheit, wenn wir nicht alle Absatzhöhen einer kleinen objektiven Prüfung unterziehen würden.

Der Absatz eines Schuhs befindet sich unmittelbar unter der Ferse und ist auf dem besten Wege, der am gründlichsten erforschte Teil des Schuhs zu

Feedback

„Mein erster Job während meines Studiums war Verkäuferin in einem Kaufhaus. Da Frauen damals (1995) Röcke tragen mussten, kaufte ich mir natürlich gleich am ersten Tag mein erstes Paar Pumps. Sie waren braun mit einem ‚vernünftigen` 5-Zentimeter-Absatz. Wir durften uns nur in den Pausen hinsetzen, und die erste Acht-Stunden-Schicht war unerträglich! Als ich von der Arbeit nach Hause kam, zog ich vorsichtig die Schuhe aus und entdeckte, dass die Nägel an beiden kleinen Zehen abgegangen waren.

Aber ich lernte nichts daraus und trug während des ganzen Studiums Absätze. Die Nägel meiner kleinen Zehen wuchsen erst wieder nach, als ich einen Schreibtischjob hatte und mir ein hübsches Paar Ballerinas kaufte."

Linda

Feedback

„Ich frage mich oft, wie viele Männer ‚Kreuzschmerzen' haben und in Schuhen mit Absätzen arbeiten gehen. Ich besitze ein Paar elegante Herrenschuhe mit Absätzen, die ich bevorzugt auf Hochzeiten trage, was ziemlich ironisch ist – also die Sache mit der Eleganz. Denn bis die Hochzeitsparty beginnt, habe ich schon so starke Rückenschmerzen, dass ich schließlich noch vor den Frauen zum Tanzen die Schuhe ausziehe."

Michael C. Lanene W.

werden. Denn er verändert die Geometrie des menschlichen Körpers radikal. Ein kleiner Keil unter unserem Fundament genügt, um Kompensationsbewegungen in Fußgelenk, Knie, Hüfte und Wirbelsäule auszulösen und das natürliche Gangbild zu stören – und das im Handumdrehen!

Schuhe mit Absätzen waren, ob Sie's glauben oder nicht, nicht immer ausschließlich Damen vorbehalten. Einige der ersten Modelle wurden von Männern getragen, und auch heute versehen europäische und lateinamerikanische Schuhdesigner ihre eleganten Herrenschuhe noch oft mit hohen Absätzen. Sogar der gute alte amerikanische Cowboystiefel „protzt" mit einem recht ordentlichen Absatz. Wahrscheinlich kommen ihre Träger damit besser aufs Pferd.

Viele Menschen glauben, sie trügen keine Absätze, weil sie keine Stöckelschuhe besitzen. Frauen wollen mir oft einreden, Absätze unter 5 Zentimetern „zählten" eigentlich nicht. Und Herren- sowie Kinderschuhe haben ohnehin keinen Absatz, richtig? Falsch!

Sobald die Ferse höher ist als der restliche Fuß, sprechen wir von einem „Plusabsatz" oder einfach einem „Absatz". Obwohl wir hochhackige Schuhe gern nach ihrem Aussehen beurteilen, wirkt sich gesundheitlich gesehen jeder Absatz auf die Geometrie des Körpers aus.

Wenn Sie das Wörtchen „hochhackig" durch „Plus-" ersetzen, kommen Sie leichter dahinter, welche Schuhe Ihr natürliches Bewegungsmuster beeinflussen. Sobald man die Dinge beim Namen nennt, fällt einem auf, dass nicht nur die traditionellen High Heels in die neue Kategorie der Absatzschuhe fallen, sondern auch Modelle mit Keilabsatz, flache Pumps, Business-Schuhe und sogar Laufschuhe. Wer hätte das gedacht?

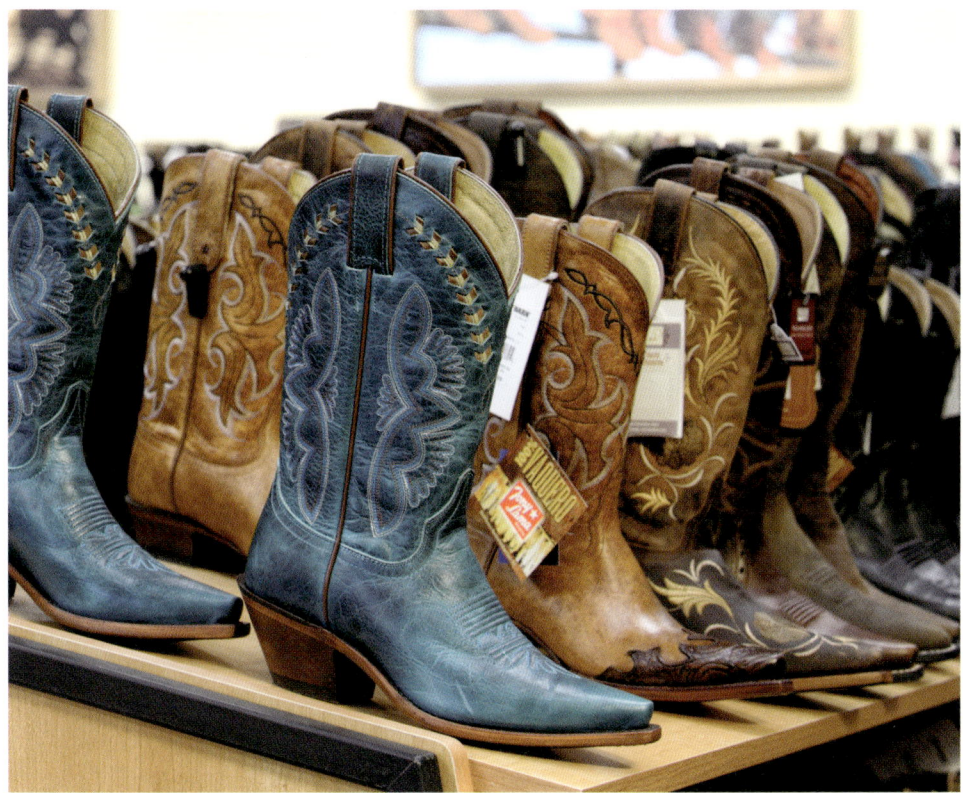

Herrenschuhe wie der gute, alte amerikanische Cowboystiefel „protzen" oft auch mit hohen Absätzen.

Das Wichtigste in Kürze

- Schuhe können eine komplizierte Angelegenheit sein. Aber schon dadurch, dass Sie mehr über ihre vier wichtigsten Teile wissen, können Sie viel für die Gesundheit Ihrer Füße tun.
- Analysieren Sie die folgenden vier Teile Ihrer Schuhe: Sohle, Schaft, Vorderkappe und Absatz.
- Jeder davon kann den natürlichen Bewegungsumfang Ihres Fußes und der Zehen einschränken.
- Aus schuhtechnischer Sicht gilt alles als „Plusabsatz", was im Fersenbereich höher ist als im Bereich der Zehen. Das heißt, wenn Sie alle Schuhe mit Absätzen aus dem Schrank verbannen würden, wäre dieser danach vermutlich leer!

Die Anatomie des Schuhs

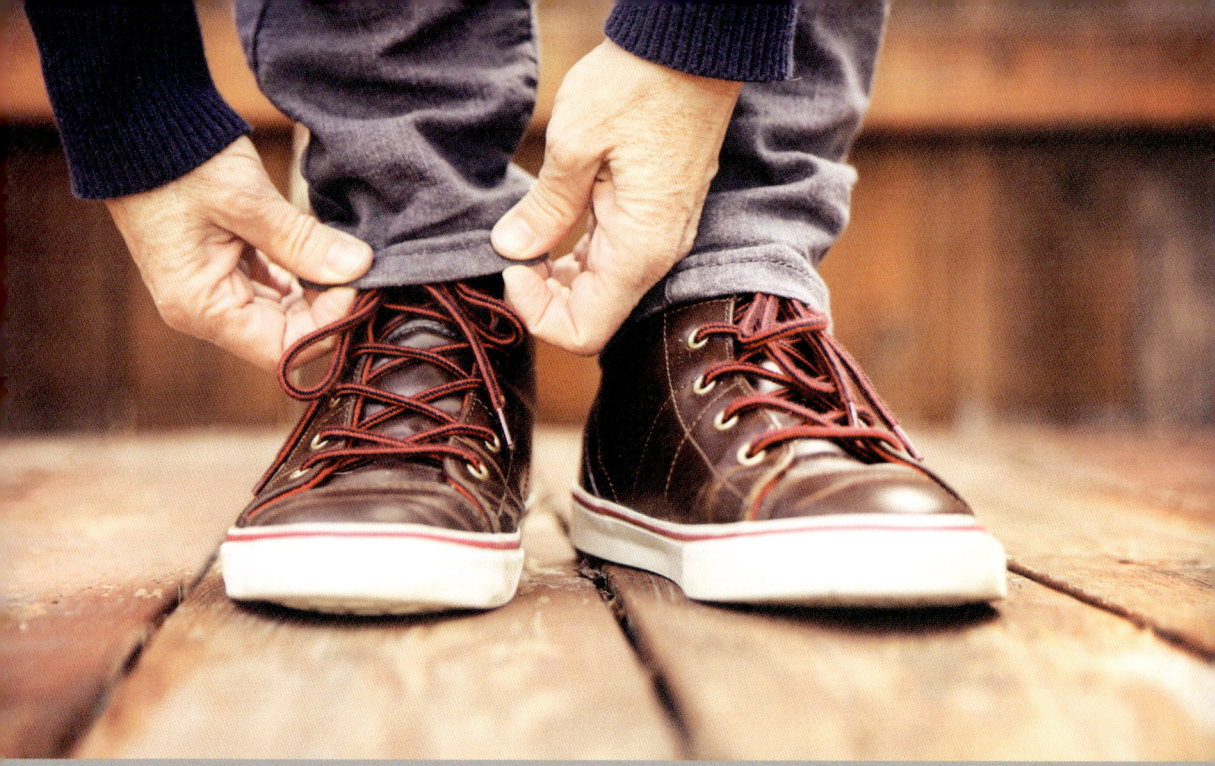

Die Wissenschaft vom Schuh

Welche Eigenschaften eines Schuhs können unserer Fußgesundheit schaden? Jedes seiner vier Hauptelemente kann durch bestimmte Eigenschaften die Entstehung verbreiteter Leiden wie Hammerzehen, *Plantarfasziitis* und Ballenzehen begünstigen.

Sie wissen bereits, dass Ihr Schuhwerk einen großen Einfluss auf den Erfolg Ihres Outfits hat. Aber Sie wissen vielleicht noch nicht, dass es einen ebenso großen Einfluss auf Ihre körperliche Leistungsfähigkeit hat. Vielleicht fragen Sie sich, warum die Geometrie Ihres Körpers für Ihre Gesundheit eine so große Rolle spielt. Die langfristige Funktionsfähigkeit Ihres Körpers hängt von der jahrelangen Ausrichtung bestimmter Knochen, Gelenke und Muskeln ab. Bevor wir uns also der Frage widmen, inwiefern die Eigenschaften unseres Schuhwerks unsere Körperhaltung beeinflussen, sollten wir zunächst klären, warum Geometrie für den menschlichen Körper so wichtig ist.

Über kurz oder lang – unsere Muskeln

Sobald die Muskeln ein elektrisches Signal vom Gehirn bekommen, verändern sie ihre Länge – von lang auf kurz oder von kurz auf lang. Verkürzen sie sich, so erfolgt eine Kontraktion und jede einzelne Kontraktion bringt Zug auf die Knochen. Auf diese Weise entstehen sowohl mit dem bloßen Auge sichtbare Bewegungen als auch viel kleinere Bewegungen beim Transport von Flüssigkeiten im Gewebe – wie die Durchblutung, von der die Gesundheit des ganzen Körpers abhängt. Gewebe, die häufig bewegt werden, sind besser durchblutet als solche, die weniger in Bewegung kommen. Je länger es mit der Durchblutung hapert, desto schwieriger wird es für das betroffene Gewebe, zu wachsen (sich zu regenerieren) und leistungsfähig zu bleiben.

Doch zurück zur Geometrie des Körpers: Fast alle Muskeln setzen an Knochen an. Verändern Sie die Position der Knochen oder schränken Sie die Möglichkeit des Körpers ein, die Knochen in eine bestimmte Position zueinander zu bringen, so beeinträchtigen Sie damit auch die ansetzenden Muskeln sowie deren innere und äußere Kontraktionen. Die Fähigkeit eines Muskels zur Kontraktion (die dann unsere Durchblutung in Schwung bringt) richtet sich nach der Distanz, die er überwinden kann. Je geringer sie ist, desto kleiner die Veränderung (also der Bewegungsumfang) und desto schwächer die bewegungsbedingte Durchblutung.

Sobald Sie wissen, wie sich die Skelettposition auf Ihre Körperfunktionen auswirkt, verstehen Sie auch besser, warum Ihnen bestimmte Körperbereiche – wie etwa die Füße – so viel Mühe machen. Wenn man Schuhe trägt und sich nur selten auf abwechslungsreichem Untergrund bewegt, kann dies für Muskeln und Knochen wie eine Art „Gipsverband" sein. Das hat Leistungseinbußen und eine lokale Einschränkung der Nährstoffversorgung zur Folge.

> „Denken Sie an den Zauber dieses vergleichsweise kleinen Fußes, auf dem Ihr ganzes Gewicht ruht. Er ist ein Wunder, und beim Tanzen ... feiern wir dieses Wunder."
>
> Martha Graham

Indem Sie also den Bewegungsumfang und die Bewegungsrichtung der Knochen in den Füßen einschränken, reduzieren Sie die Aktivität Ihrer Fußmuskulatur. Das verringert die für die Nerven, die Muskeln und die Haut der Füße und Unterschenkel unentbehrliche Durchblutung.

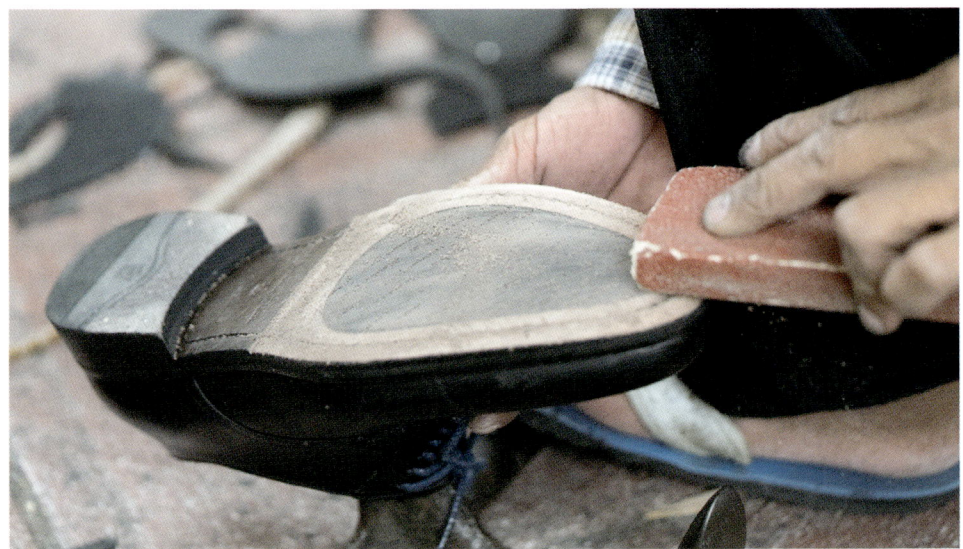

Stabile Schuhsohlen schränken Empfindungsvermögen und Mobilität unserer Füße ein und reduzieren damit ihre Durchblutung, Gewebegesundheit und Muskelkraft.

In der Regel besitzen Schuhe Eigenschaften, die unsere biologischen Funktionen einschränken. Das beginnt damit, dass sie sensomotorische Reize dämpfen, und reicht bis hin zur Begrenzung der Beweglichkeit intrinsischer Fußmuskeln. Wie im Kapitel „Sind Ballenzehen erblich?", Seite 42 ff., beschrieben, sind die Folgen für die Geometrie des gesamten Körpers vor allem auf vier wesentliche Elemente des Schuhs zurückzuführen. Sobald Sie diese kennen, können Sie Ihre Schuhe so auswählen, dass sie sowohl Schutz als auch die für mehr Kraft und Gesundheit erforderliche Mobilität bieten.

Die Schuhsohle

Bevor wir uns der Funktion der Schuhsohle zuwenden, wollen wir uns zunächst die Aufgaben der Fußsohle ansehen. Als der Mensch noch keine Schuhe trug, nahm er den natürlichen Untergrund unmittelbar mit den Fußsohlen wahr. Sie passten sich bei jedem Schritt dem Boden an, um ihn spüren und sich darauf fortbewegen zu können. Das Wechselspiel von Untergrund und Sohlen hielt die 33 Gelenke pro Fuß beweglich sowie die zahlreichen Muskeln geschmeidig und stärkte die Durchblutung. Das wiederum kräftigte die Muskeln, die Knochen und die Haut der Füße und Unterschenkel.

Augen und Ohren nehmen Informationen über die Umgebung auf, aber auch die Haut ist ein Sinnesorgan und sammelt Daten über die Beschaffenheit der Flächen, mit denen sie in Berührung kommt. Wird die Haut unterschiedlichen Oberflächenstrukturen und Temperaturen ausgesetzt, entsteht eine Datenautobahn zwischen Füßen und Gehirn. Die Nerven, die diese Daten leiten, bleiben aktiv und gesund.

Ich habe bereits erwähnt, dass die ersten Schuhe aus einfachen Tierhäuten bestanden, die mithilfe von natürlichen Fasern um die Füße gebunden wurden. Die Sohle war einerseits so dünn, dass die Füße beweglich blieben, aber andererseits so dick, dass die Gefahr von Schnitt- oder Stichverletzungen reduziert wurde. Wenn Krankheiten oder Infektionen durch Verletzungen der Füße eine große Gefahr darstellen, ist es sinnvoll, einen Schutz zu wählen, der kurzfristig die größte Sicherheit bietet.

Da unser Schuhwerk aber inzwischen stabiler geworden ist und länger getragen wird, sollten wir auch die Schäden berücksichtigen, die durch ihren Langzeitgebrauch entstehen können. Wenn Schuhe, die Sie zum Schutz Ihrer Füße tragen, deren Empfindungsvermögen und Mobilität einschränken und damit die Durchblutung, die Gewebegesundheit und die Muskelkraft beeinträchtigen, erhöhen Sie damit durchaus das Risiko einer Fußerkrankung.

Die Durchblutung unseres Fußes

Das Herz pumpt Blut durch unseren Körper. Und die Muskeln, die unsere Knochen bewegen – also die Skelettmuskulatur –, erfüllen eine wichtige Aufgabe bei der Verteilung des nährstoffreichen Bluts im Körper. Da die Füße am weitesten vom Herzen entfernt sind, laufen sie am ehesten Gefahr, schlecht durchblutet zu werden. Das Herz-Kreislauf-System ist stark auf die Mithilfe der Muskeln in den Füßen und Unterschenkeln angewiesen.

Die Blutversorgung des Gewebes wird von vielen Faktoren bestimmt. Falls Ihre Füße schon ein Leben lang eingesperrt sind, bietet Ihnen das Training der Fußmuskulatur eine einfache Möglichkeit, sofort etwas für die Gesundheit Ihres Fußgewebes zu tun. (Kräftigungsübungen für die intrinsische Fußmuskulatur finden Sie im Kapitel „Fitness für Ihre Füße", Seite 76 ff.

Die Nerven unserer Füße

Es gibt zwei unterschiedliche Arten von Nerven in unseren Füßen: motorische Nervenfasern zur Bewegungskontrolle und sensorische Nervenfasern, um Umweltfaktoren wie die Beschaffenheit des Untergrunds zu „erspüren". (Und Letztere geben uns ein Feedback, wenn wir uns z. B. fragen: „Trete ich gerade auf etwas Raues oder Glattes? Etwas Warmes oder Kaltes?") Wenn beide Nervenfasertypen optimal arbeiten, können alle Muskeln in den Füßen auf die Befehle des Gehirns reagieren. (Können Sie Ihre Zehen schon einzeln heben?) Gleichzeitig ertasten die Füße ihre Umgebung. Die gesammelten Informationen helfen dem Besitzer der Füße (also Ihnen), über die motorischen Nervenfasern schnelle Anpassungen vorzunehmen und zu entscheiden, wo und wie er seine Füße aufsetzt, um sich sicher und geschützt fortzubewegen.

Unser Schuhwerk wirkt sich aber nicht nur auf unsere Füße aus. Denn wenn ein Teil des Körpers seine Aufgabe nicht erfüllen kann, gleichen andere Körperteile dies aus. Ist die Fußmuskulatur in ihrer Funktion beeinträchtigt oder unterfordert, belasten Kompensationsbewegungen der Knöchel, Knie oder Hüften diese Gelenke womöglich zusätzlich. Mit anderen Worten: Je dicker und steifer die Schuhsohle, desto weniger kann die intrinsische Fußmuskulatur arbeiten und desto weniger kommunizieren Gehirn und Füße miteinander. Das verstärkt die Kompensationsbewegungen in den Fußgelenken weiter.

Der Schaft

Der gesamte obere Teil eines Schuhs wird als „Schaft" bezeichnet. Man sollte meinen, ein perfekt sitzender Schaft würde die natürliche Funktion des Fußes am wenigsten beeinträchtigen. Wie sollte das dünne Riemchen (im Grunde ein Minimalschaft) eines Flipflops® das Gangbild eines ausgewachsenen Menschen verändern? Überlegen Sie einen Augenblick, was den Schuh an Ihrem Fuß hält. Im Grunde sorgt der Schaft für Halt, indem er Schuh- und Fußsohle verbindet. Fällt er knapper aus, so wird diese Verbindung schwächer und damit auch der Halt. Die Verantwortung, den Schuh am Bein zu halten, wird somit dem Fuß aufgehalst.

Flipflops®, Pantoletten oder Clogs sind gute Beispiele für Schuhe, in denen man sich mit den Zehen regelrecht festkrallen muss, um sie beim Gehen nicht zu verlieren. Diese Greifbewegung entspricht der Gelenkanordnung und der Muskelspannung, durch die bei ständiger Wiederholung eine sogenannte Hammerzehe entsteht. Falls Sie mir nicht glauben, können Sie ja einmal versuchen, mit entspannten Zehen in Ihren Lieblingsschläppchen zu gehen. Das ist praktisch unmöglich. Der Greifreflex ist so stark, dass er automatisch einsetzt. Wenn Sie also Hammerzehen haben und Schuhe mit Minimalschaft tragen, „trainieren" Sie bei jedem Schritt letztendlich das Einkrallen der Zehen.

Die Vorderkappe

Die Zehenmuskulatur muss heutzutage im Laufe eines Lebens oft nicht viel arbeiten, da die Füße von den ersten Lebensjahren an in Schuhe gezwängt werden. Ein breiter Fußabdruck wurde im Laufe der Geschichte kulturell oft als weniger attraktiv empfunden. So entstanden gesellschaftliche Normen wie der Lotosfuß im chinesischen Kaiserreich und die etwas weniger schmerzhaften (aber nicht minder unnatürlichen) schmal geschnittenen Schuhe, die heute in allen westlichen Industrienationen als topmodisch gelten.

Wie ein Gipsverband, der die Bewegung eines Gelenks einschränkt und normalerweise Muskelschwund verursacht, verhindert die schmale Vorderkappe der meisten Schuhe jedoch das Spreizen der Zehen. Werden Zehen ständig zusammengedrückt, wird nicht nur ihre Muskulatur geschwächt. Indem die Knochen in dieser Fehlstellung belastet werden, werden auch die Gelenke und Knochen stärker beansprucht und andere Gewebepartien mehr verformt.

Eine breite Vorderkappe tut den Füßen gut

Da die gesellschaftliche Oberschicht einen breiten Fußabdruck als eher „gewöhnlich" und deshalb als wenig wünschenswert empfand, ist die Ästhetik des kleinen, schmalen Fußes zu einem kulturellen Nebenprodukt geworden, das oft unbewusst von Generation zu Generation weitergegeben wird.

Von allen Teilen des Schuhs dient nur die schmale Vorderkappe mit den hineingezwängten, zusammengedrückten Zehen weder der Sicherheit, noch erfüllt sie eine andere Funktion. Sie ist lediglich ein Designelement, das zum bevorzugten modischen Look erkoren wurde.

Die Vorderkappe sollte jedoch ausreichend Platz bieten, um die Zehen spreizen zu können. Und sie sollte zudem nicht erhöht sein und damit die Zehengelenke in die Streckung zwingen. Nur dann werden Zehen und Zehengelenke, wie von der Natur vorgesehen, belastet und unnötige Beanspruchungen des Fußes beim Stehen oder Gehen gemindert.

Abduktion und Adduktion

„Abduktion" und „Adduktion" sind Begriffe aus der Anatomie und beschreiben Bewegungsrichtungen. Die Abduktion ist eine Bewegung, die „von der Mittellinie nach außen" verläuft. Wenn Sie die Zehen abduzieren, können Sie beobachten, wie sie sich spreizen und Platz dazwischen entsteht.

Bei der Adduktion passiert das Gegenteil. Die Adduktion ist eine Bewegung, die „zur Mittellinie hin" verläuft. Die Muskeln ziehen die Zehen zueinander. In vielen Schuhen (ganz besonders in Schuhen mit schmalen Vorderkappen) sind die Zehen sogar dauerhaft adduziert, d. h., sie werden zusammengedrückt.

Üben Sie die Abduktion und Adduktion der Zehen und verhindern Sie dabei nach Möglichkeit, dass sie sich krümmen und einkrallen. Ideal wäre, wenn Sie Ihre Zehen ebenso mühelos spreizen könnten wie Ihre Finger!

Der Absatz

Ein Schuh besteht aus vielen Teilen, aber keiner verändert die Geometrie des Körpers so stark – oder wird so gründlich erforscht – wie der Absatz. Warum ist alle Welt so schockiert darüber, dass es erwiesenermaßen einen Zusammenhang zwischen dem Tragen von Schuhen mit hohem Absatz einerseits und Fuß-, Knie- sowie Rückenschmerzen andererseits gibt? Haben Sie schon einmal hohe Schuhe angehabt? Oder haben Sie schon einmal in hohen Schuhen *getanzt*?

Aus geometrischer Sicht verändert ein Absatz den Winkel zwischen Fuß und Schienbein – und zwar so lange, bis man den Schuh wieder auszieht. Diese grundlegenden Fakten sind keine höhere Mathematik, sondern gehören zum Geometrieunterricht für Zehntklässler.

Um zu rechtfertigen, was wir mögen, greifen wir alle zur gleichen Strategie: „Dieses Problem ist doch so klein/selten/unbedeutend, dass es dieses große/ganzkörperliche/komplizierte Problem gar nicht verursachen kann." Ich weiß, ein kleiner Absatz scheint kaum geeignet, große Probleme zu schaffen. Doch vergessen Sie eines nicht: Der Absatz mag nur wenige Zentimeter hoch sein, aber im Verhältnis zur Körpergröße ist der menschliche Fuß relativ kurz. So kann schon ein niedriger Absatz von 2 bis 5 Zentimetern den Körper auf ganzer Länge um viele Grade neigen.

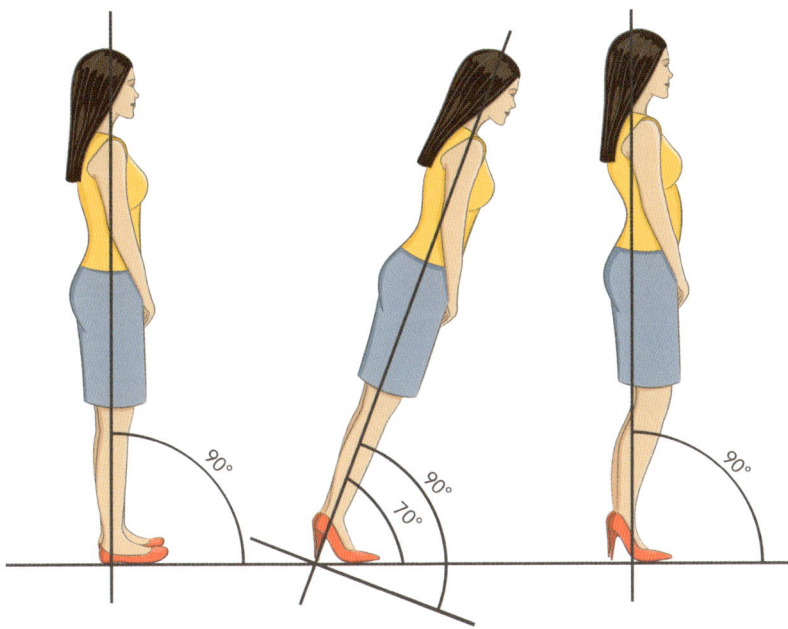

Kennen Sie eine Maschine, von der Sie erwarten würden, dass sie langfristig mit einer Abweichung von 20 oder 30 oder sogar 40 Grad von der ursprünglichen Achse noch funktioniert? Würden Sie Ihren Wagen mit 20 bis 40 Grad Spurabweichung fahren wollen? Was wäre, wenn Ihre Waschmaschine 40 Grad Neigung hätte?

Die Höhe des Absatzes und ihre Wirkung auf unseren Körper

Je höher der Absatz, desto stärker gerät der Körper aus dem Lot (siehe Abbildung oben; die Figur links zeigt den Körper im natürlichen Winkel von 90 Grad) und nimmt eine Kompensationshaltung ein (siehe Figur rechts). Die mittlere Figur zeigt die absatzbedingte Vorwärtsneigung des Körpers (und somit, wie viel er kompensieren muss).

Diese Vorwärtsneigung kann mithilfe der Fußgelenke, mit den Knien, durch Kippen des Beckens oder einer Wirbelsäulenkrümmung ausgeglichen werden. Veränderungen in einem dieser Gelenke (oder auch in allen!) können die Absatzträgerin einigermaßen aufrecht wirken lassen, obwohl ihre Knochen weder senkrecht stehen noch optimal belastet werden.

Wie jemand diese Folgen des Absatztragens kompensiert, ergibt sich aus vielen Faktoren – der gewohnten und bevorzugten Haltung, der Länge der einzelnen Körperteile, dem gewohnten Gang und der individuellen Verletzungsgeschichte. Deshalb lassen sich nur schlecht allgemeine Aussagen über die konkreten Negativfolgen von Schuhen mit Absätzen treffen. Jeder Mensch wird mit den beschriebenen Verschiebungen der Körperachse anders fertig. Aber obwohl jeder Mensch anders kompensiert, steht eines fest: Die schuhbedingte Vorwärtsneigung des Körpers ist eine Tatsache, die sich mit einer trigonometrischen Berechnung aus Absatzhöhe, Schuhlänge und Körpergröße ganz einfach ermitteln lässt.

Ein Absatz sorgt nicht nur für Verschiebungen in der Geometrie des ganzen Körpers, er verstärkt auch sofort die Belastung im Vorfußbereich. Wenn Sie also Probleme mit den Zehen oder dem Vorfuß (dem vorderen Teil des Fußes) haben, können Sie mit einem flacheren Absatz auf einfache Weise das Gewicht verringern, das sonst auf Ihrem Vorfuß lasten und den Druck noch erhöhen und die Schwierigkeiten verstärken würde.

Zum Thema „Fitnessschuhe"

Vor nicht allzu langer Zeit kam eine ganz neue Art von Schuh auf den Markt: der „Fitnessschuh". Diese Schuhe unterscheiden sich von normalen Turnschuhen. Ihre Hersteller behaupten offen oder durch die Blume, man werde bereits dadurch fitter, dass man sie trage. Da jede Marke spezielle Eigenschaften besitzt, wirken sich diese Schuhe unterschiedlich auf die Biomechanik des Körpers aus.

Inzwischen ist dieser Modetrend schon wieder im Rückgang, aber als ich die erste Ausgabe dieses Buches schrieb, spielten Fitnessschuhdesigner vor allem mit einer vorn und hinten abgerundeten Sohle (Schaukelsohle). Dahinter stand die Theorie, auf instabilem Untergrund müsse der Körper mehr Muskeln zur Stabilisierung einsetzen. Aus Sicht der Körperertüchtigung leuchtet das auch vollkommen ein. Wenn zusätzliche Muskeln beansprucht werden, steigert das für gewöhnlich die allgemeine Fitness. Denn mit der Muskelmasse erhöhen sich auch die magere Körpermasse und der Grundumsatz.

Aber nicht jeder Muskelaufbau dient der strukturellen Langlebigkeit des Körpers. Wenn ich z. B. den lieben langen Tag die Zähne zusammenbeiße, entwickeln sich vielleicht schon nach kurzer Zeit – stärkere Beißmuskeln. Doch wie wirken sich diese neuen (unbewussten) Trainingsgewohnheiten auf die Gesundheit meines Kiefergelenks oder meiner Zähne aus? Die Annahme, Muskelaufbau sei *grundsätzlich* gut, mag logisch erscheinen. Doch man sollte Muskeln so einsetzen, dass sie die Gesundheit des gesamten Körpers stärken. Mit dem Aufbau x-beliebiger Muskeln lässt sich zwar die allgemeine Muskelmasse erhöhen, er kann der Gesundheit eines Gelenks oder einer Sehne aber auch abträglich sein.

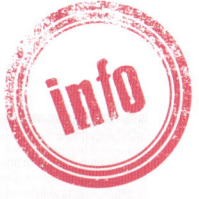

Der Fünf-Punkte-Check für Ihre Fitnessschuhe

Wie sich die Fitnessschuhe Ihrer Lieblingsmarke diesbezüglich schlagen, prüfen Sie am besten mit dem folgenden Fünf-Punkte-Check:

Sohle: Kann ich den Fuß in diesen Schuhen natürlich bewegen oder sorgt die Sohle dafür, dass die Bewegung in erster Linie aus dem Fußgelenk kommt?

Schaft: Muss ich die Zehen einkrallen, damit der Schuh am Fuß bleibt, oder sitzt er gut?

Schuhweite: Kann ich die Zehen bequem spreizen oder begrenzt eine zu schmale Vorderkappe den Platz des Vorfußes?

Schuhspitze: Liegt die Schuhspitze auf dem Boden auf oder ist sie nach oben gebogen und zwingt dadurch die Zehen in eine gestreckte Haltung?

Absatz: Wirkt sich die Höhe des Absatzes auf andere Gelenke aus oder bleibt die natürliche senkrechte Ausrichtung erhalten?

Das kleine Einmaleins für gesunde Füße

Wenn ich Sie fragen würde, wie viele verschiedene Positionen Sie mit Ihren Händen einnehmen können, wäre die Anzahl wohl unendlich. Es genügt schon, ein Lied auf dem Klavier zu spielen, um die Fingerspitzen aus ihrer Komfortzone zu locken.

Doch für Fragestellungen wie diese gibt es einen mathematischen Lösungsweg. Wenn Sie herausfinden wollen, wie viele Möglichkeiten Sie haben, Ihre Fußposition zu verändern, können Sie die Anzahl der denkbaren Gelenkstellungen mit der Anzahl der Gelenke (also 33 pro Fuß) potenzieren. Nehmen wir z. B. an, jedes Gelenk könne zwei Positionen einnehmen. (Diese Schätzung ist natürlich nicht realistisch, da sie einen minimalen Spielraum vorgibt, so als könnte man das Knie entweder nur vollständig strecken oder vollständig beugen.) Dann läge die Anzahl der möglichen Fußstellungen bereits bei 2^{33} (oder 8.589.934.592)! Was für ein unglaublich großes Bewegungspotenzial!

Der Fünf-Punkte-Check

Wenn schon Schuhe, dann …	am besten	gerade noch akzeptabel		besser nicht
Absatz	kein	ein kleiner; unter 0,6 Zentimeter hoch	2,5 bis 5 Zentimeter hoch	mehr als 5 Zentimeter hoch
Vorderkappe Breite	volle Bewegungsfreiheit für die Zehen	etwas Spielraum für die Zehen	kein Spielraum für die Zehen	zusammengedrückte Zehen
Schuhspitze	Schuhspitze liegt vollständig auf	Spitze des ungetragenen Schuhs leicht nach oben gebogen	Spitze im Stehen nach oben gebogen	starr und nach oben gebogen
Schaft	bietet guten Halt	Sandale mit Fersenriemen	Pantolette	Flipflop®
Sohle	dünn und flexibel	nicht sonderlich dünn, aber flexibel	nicht sonderlich dick, aber starr	dick und starr

Ein genauer Blick auf Ihre Schuhe

Dank Ihres neuen Wissens zum Thema „Schuhe" können Sie nun einen objektiveren Blick auf das Paar werfen, das Sie am häufigsten tragen.

All unsere heiß geliebten, teuren Schuhe durch fußgesündere Alternativen zu ersetzen, das wird sich für die meisten von uns als zu kostspielig erweisen. Doch es gibt noch eine weitere Möglichkeit, Änderungen an Ihren Schuhen vorzunehmen – vor allem, was die Absatzhöhe betrifft: den Einsatz von Elektrowerkzeugen.

Welche Schuhe passen wirklich?

Viele Menschen tragen schon ihr Leben lang zu kleine Schuhe und finden das Gefühl fest eingezwängter Füße ziemlich normal. Schuhe, in denen ihre Füße nicht zusammengepresst werden, werden häufig sogar als zu groß empfunden. Um einen Eindruck davon zu bekommen, wie stark Schuhe die Bewegungsfreiheit von Füßen einschränken, sollten Sie einmal prüfen, wie der direkte Vergleich ausfällt. Und das geht so: Stellen Sie sich barfuß auf ein großes Blatt Papier und zeichnen Sie die Umrisse Ihrer Füße nach. (Wenn Sie Kinder haben, können Sie sie dabei um Hilfe bitten.)

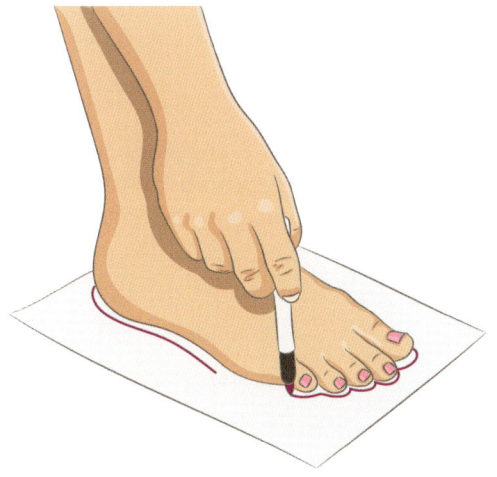

Betrachten Sie anschließend die Größe der Umrisse. Diesen Platz sollten Ihre Füße mindestens einnehmen können, wenn Ihr gesamtes Körpergewicht darauf lastet!

Holen Sie nun einige Paare Ihrer Lieblingsschuhe aus dem Schuhschrank und prüfen Sie, wie sie im Vergleich mit der Zeichnung abschneiden. Dabei wird so manch einer feststellen, dass seine Schuhe vor allem im Bereich der Vorderkappe erheblich schmaler sind als seine Füße.

Selbst ist der Mann!

Inzwischen hat mein Mann schon viele seiner Schuhe mit der Handkreissäge bearbeitet. Bis jetzt hat er die Absätze folgender Schuhe korrigiert: seiner Arbeitsschuhe (Er legte Wert auf die Stahlkappen, aber nicht auf die Absätze.), seiner Fußballschuhe (Als ihm klar wurde, dass der Absatz während der Fußballsaison zu Rückenschmerzen führte. Seitdem spielt er erheblich besser!), einiger Kindersandalen, die bis auf einen 6-Millimeter-Absatz (eigentlich) perfekt waren, sowie einiger Sandalen, die ich im Laufe der Jahre in verschiedenen Schuhgeschäften entdeckt hatte und die einer kleinen Optimierung bedurften. Nur ein einziges Mal mussten wir beim Durchsägen feststellen, dass der Absatz hohl war, wodurch dann das Innenleben des Schuhs zum Vorschein kam. Wir haben die Löcher dann einfach mit Schuhkleber gefüllt.

Das Wichtigste in Kürze

- Muskeln sind wichtig für die Durchblutung, die das Gewebe gesund erhält.
- Der Bewegungsumfang des Skeletts bestimmt, wie stark sich Muskeln kontrahieren können, was sich wiederum auf die Durchblutung auswirkt.
- Bestimmte Elemente eines Schuhs können die Position der Knochen zueinander oder den Winkel der Gelenke unmittelbar verändern.
- Wenn Sie wissen, wie die Wechselwirkung zwischen den unterschiedlichen Elementen eines Schuhs und verschiedenen Aspekten der Fußgesundheit kennen, sind Sie besser in der Lage, Ihre Fußbeschwerden zu lindern.

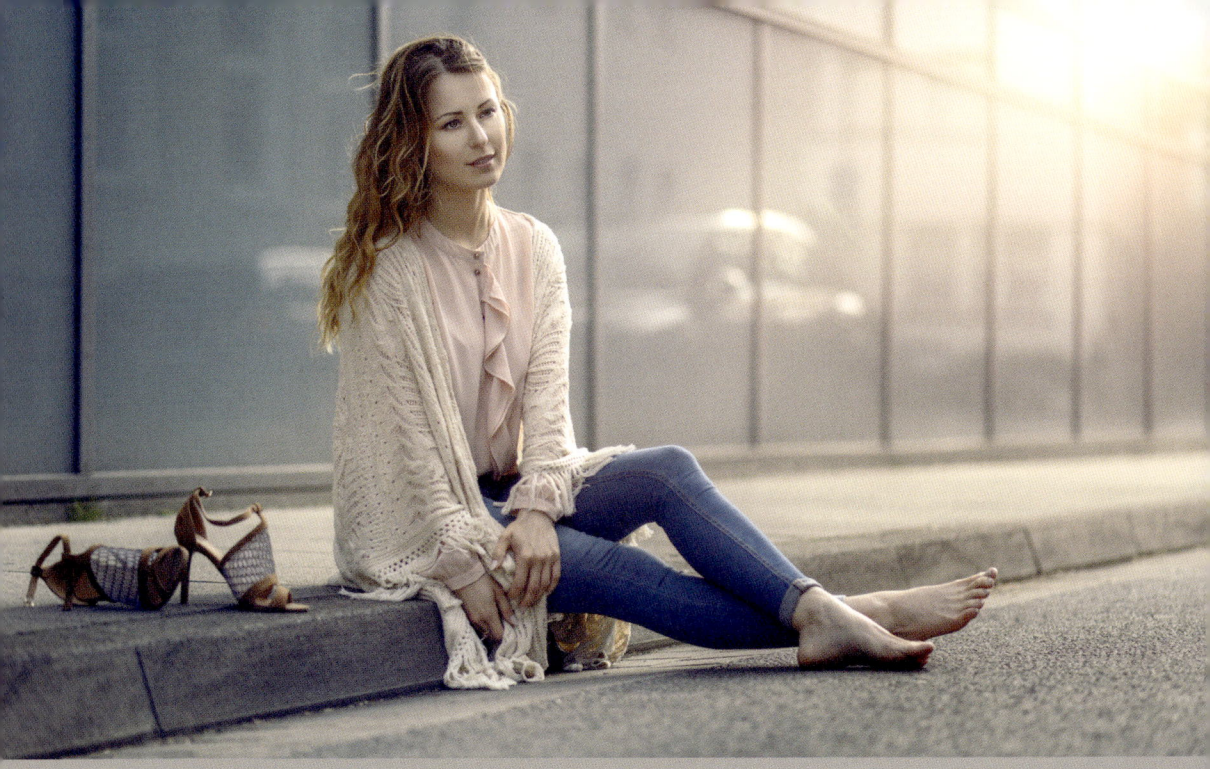

Risikofaktor „High Heels & Co."

Engen Schuhe unsere Füße ein? Sind hohe Absätze wirklich so gesundheitsschädlich? Stünde es nicht auf den Titelseiten sämtlicher Boulevardblätter, wenn unsere Schuhe an der Entstehung von Fuß-, Knie- oder Wirbelsäulenerkrankungen beteiligt wären? Aktuelle Forschungsergebnisse belegen allerdings, dass dem so ist. Es wird Zeit, die Fakten zu benennen.

Dies ist die zweite Ausgabe meines Buches, das ursprünglich den Titel *Every Woman's Guide to Foot Pain Relief* trug. Dass es sich nur an Frauen richtete, hat mich eigentlich schon immer gestört. Denn Männer tragen ebenso starre Schuhe mit Absätzen … und auch die Konsequenzen. Aus diesem Grund habe ich *Gesunde Füße – step by step* für Männer und Frauen geschrieben. Es lässt sich allerdings nicht leugnen, dass Frauen in der „zivilisierten" Welt unverhältnismäßig stark unter Fußschmerzen und den damit verbundenen Problemen zu leiden haben. Warum das so ist, können Sie sich nach der Lektüre der letzten Kapitel vermutlich selbst denken: Frauen tragen meist Schuhe mit höheren Absätzen und schmalerer Vorderkappe und schieben das Becken weiter nach vorn. Aufgrund einfacher geometrischer Zusammenhänge hat die Mode also einen unmittelbaren Einfluss auf die Gesundheit der gesamten westlichen Welt, zumindest auf die der weibliche „Hälfte".

Aschenputtels Schuhe sind nicht zum Wohlfühlen!

In einer Zeit gezielter wissenschaftlicher Forschung sollte man annehmen, es liege an fehlenden klinischen Daten, dass dieser spezielle Stolperstein im Bereich der Frauengesundheit noch nicht ausgeräumt ist. Aber nein. Der Zusammenhang zwischen Schuhwerk und unzulässigen Gelenkbewegungen, zu hohem Druck, erhöhter Belastung, einem gesteigerten Risiko für Oberschenkelhalsbrüche, Kniearthrose sowie der Veränderung der Beckenstellung und der Wirbelsäulenkrümmung ist durchaus so grundlegend erforscht, dass jeder Arzt in einer verantwortlichen Position Sie (meine Damen!) darauf hinweisen könnte: „Gnädige Frau, möglicherweise sind es Ihre Schuhe, die Sie krank machen."

Es ist leicht, die aktuelle Situation im Bereich der Frauengesundheit dem historischen Mangel an Forschungstätigkeit oder einer Gleichgültigkeit gegenüber dem weiblichen Befinden zuzuschreiben. Aber es ist auch zu einfach, sich als das Opfer seiner körperlichen Schmerzen oder Krankheiten zu empfinden.

„Wer schön sein will, muss leiden."
Meine Großmutter

Ein genauerer Blick auf die Zusammenhänge zwischen den persönlichen Gewohnheiten, den eigenen Entscheidungen sowie dem ständigen Kampf zwischen dem, was erwiesenermaßen das Beste für unsere Gesundheit ist, und dem, was wir normalerweise tun, verrät uns: Schlechte Entscheidungen beruhen meist auf uralten Gewohnheiten.

Zugegeben, das dürfte den weiblichen Leserinnen unter Ihnen nicht ganz unbekannt sein. Irgendwann, bei ganz bestimmten Schuhen dürfte sich Ihr gesunder Menschenverstand gemeldet haben: bei den Schuhen, in denen Sie höchstens eine Stunde gehen können. Nehmen wir einmal an, eine unbewusste Ahnung hätte Ihnen bereits eingegeben, dass diese Schuhe nicht gut für Ihre Gesundheit sein können. Irgendwann war Ihnen dies vielleicht sogar bewusst, aber Sie wollten sich dennoch in Ihren Schuhen hübsch und selbstbewusst fühlen. Ich habe vollstes Verständnis für Sie!

Auch ich habe das Märchen von Aschenputtel gelesen: Um das Herz des

Feedback

„Meine ersten hohen Schuhe waren aus Plastik und gehörten zu einem dieser Sets, die man früher bei uns in den Spielzeugabteilungen von Drogeriemärkten kaufen konnte. Oft waren auch kitschige Ohrclips oder Lipgloss dabei. Ich war ungefähr sieben Jahre alt und in den ersten Nächten ging ich sogar mit den Schuhen ins Bett.

Zum Glück habe ich diese Phase recht schnell überwunden, weil ich eines der größeren Mädchen in unserer Schule war und großen Wert auf Bequemlichkeit legte. Diese verflixten Schuhe taten mir beim Tragen immer weh! Heute gehe ich am liebsten barfuß … und fühle mich dabei tatsächlich wieder wie ein kleines Mädchen."

Amber N.

Prinzen zu erobern und glücklich bis ans Ende aller Tage zu leben, muss sie den Fuß in den engen Pantoffel zwängen. Doch wenn Sie diesen Pantoffel dem beschriebenen Fünf-Punkte-Check (siehe Seite 64) unterziehen, werden Sie feststellen, dass der Schaft den Test besteht und die Zehen auf dem Boden aufliegen. Aber der Absatz ist viel zu hoch, die Vorderkappe bietet gerade einmal Platz für zwei Zehen und die Biegsamkeit der Sohle geht gegen null. Na, dann viel Glück!

Hohe Schuhe und unser Selbstwertgefühl

Schuhe verändern unser Selbstempfinden. Sie können dazu beitragen, dass wir uns größer fühlen, wenn wir klein sind; oder uns Respekt einflößend vorkommen, wenn wir uns mächtig fühlen wollen. (Könnten wir doch nur Ludwig XIV. fragen, wie er sich in seinen schicken roten Absatzschuhen fühlte.) Schuhe ändern die optischen Proportionen unseres Outfits, indem sie den Anblick des Körpers verzerren (und damit subjektiv verbessern).

Und die Schuhe in unserem Schrank passen immer – selbst wenn uns die Kleider kneifen. Schuhe sind so wichtig für uns geworden, weil wir uns darin *psychisch* besser fühlen. Und das ist eine tolle Sache! … Bis es uns nicht nur wegen unserer ständigen Fuß- und Rückenschmerzen *physisch* schlechter geht.

Anfang 2010 wurde eine Studie über die schädliche Wirkung von hohen Absätzen veröffentlicht und in einer landesweit ausgestrahlten US-Nachrichtensendung wurde darüber berichtet. Doch im Gespräch mit einem Arzt über die Bedeutung der Forschungsergebnisse erklärte die Moderatorin vor laufender Kamera, es sei ihr egal, wie ungesund hohe Schuhe seien – sie werde niemals darauf verzichten. Diese Einstellung begegnet mir regelmäßig. Trotz der wissenschaftlichen Erkenntnisse, all der eindeutigen Forschungsergebnisse, der Schmerzen und der Arztbesuche messen einige Frauen dem psychischen Nutzen hoher Absätze (dass man sich größer, schlanker, professioneller fühlt, wie diese Moderatorin sagte) einen so großen Wert bei, dass sie bereit sind, dafür mit ihrer Gesundheit zu bezahlen.

Doch leider gibt es in unserer Kultur noch mehr solcher Produkte, die einen ähnlichen psychischen Nutzen haben – die dafür sorgen, dass wir uns begehrenswerter, schlanker und eleganter fühlen –, uns aber nur körperlich schaden.

Ein Plädoyer gegen hohe Schuhe

Beim Surfen stieß ich auf eine Internetseite über Ernährung, auf der die Frage gestellt wurde, ob Fast Food die Zigarette der Zukunft sei. Der Ansicht war ich nicht und postete einen Kommentar mit der Hypothese, eines Tages würde sich herausstellen, dass Schuhe mit Absätzen der Hauptauslöser für kostspielige Krankheiten sowohl der Füße als auch der Knie, Hüften und Wirbelsäule seien. Ich schrieb:

„Ich glaube, nicht Fast Food, sondern High Heels haben die Zigarette abgelöst. Früher wurde das Rauchen damit begründet, es habe Sex-Appeal und erleichtere die Gewichtskontrolle. Weil sich aber beispielsweise die Entscheidung für Donuts nur schwer rational begründen lässt, können wir unsere Gewohnheiten bei der Wahl ungesunder Nahrungsmittel nicht als Maßstab anlegen.

Wenn die Frauenärztin meines Vertrauens bei der jährlichen Vorsorgeuntersuchung hohe Schuhe trägt, die die Knochendichte senken und darüber hinaus die Nerven schädigen sowie Arthritis verursachen können, erinnert mich das auf gespenstische Weise an einen Arztbesuch in den 1950er-Jahren, bei der sich der Herr Doktor während der gesamten Untersuchung eine Zigarette nach der anderen anzündete.

Weil die Spezialistin für Frauengesundheit die gesundheitsschädigende Wirkung des Schuhwerks oder den Zusammenhang zwischen den Schuhen und den Veränderungen des Gangbilds von werdenden Müttern in ihrem Wartezimmer nicht kennt, fehlt ihr ebenso wie damals dem rauchenden Arzt das Bewusstsein, dass der Stöckelschuh die ‚Zigarette' der Zukunft ist."

Ich weiß, es ist ziemlich gewagt, Schuhe mit Zigaretten zu vergleichen. Und ebenso gewagt ist es, zu behaupten, Ärztinnen in hohe Schuhen leisteten unbewusst einem ungesunden Verhalten Vorschub. Aber bedenken Sie: Vor langer Zeit wurde in den Vereinigten Staaten die Zigarette, deren gesundheitsschädigende Wirkung inzwischen nur noch die wenigsten ernsthaft bestreiten würden, selbst von Mitarbeiterinnen und Mitarbeitern des Gesundheitswesens befürwortet. Weil weder in der Fachliteratur noch in der Forschung deutlich gesagt wurde, dass Rauchen der Gesundheit schadet – bis es dann doch wissenschaftlich erwiesen war.

Es folgte eine lange Phase, in der man sich nicht einig war, wie die Forschungsergebnisse zu deuten seien. Anschließend dauerte es noch einmal sehr lange, bis es vielen gelang, mit dem Rauchen aufzuhören. Das schloss auch all die Menschen ein, denen die negativen Folgen des Rauchens vollkommen klar waren. Am Ende landete das Rauchen auf der Liste ausgewiesener Risikofaktoren für zahlreiche schwerwiegende Erkrankungen. Und allmählich fragten auch Versicherun-

Intrinsische versus extrinsische Motivation

Jeder von uns hat schon mal mit einem Sportprogramm oder einem anderen Trainingsprogramm begonnen. **Ob wir erfolgreich dabeibleiben, hängt jedoch von unserer zugrundeliegenden Motivation ab.**

Extrinsische Motivationsfaktoren für Sportprogramme **kommen von außen**. Das kann eine Empfehlung des Arztes sein, mit einem Bewegungsprogramm abzunehmen, oder eine Belohnung für den erfolgreichen Abschluss einer Aufgabe.

Intrinsische Motivation kommt von innen. Sie erwächst aus der Freude oder am Nutzen, den man aus einer Aufgabe zieht.

Vielleicht haben Sie aufgrund quälender Schmerzen oder einer Empfehlung (extrinsische Faktoren) bereits mit einem Gesundheitsprogramm für Ihre Füße begonnen. **Sobald Sie dann den Nutzen für sich selbst erkennen und spüren, wie gut Ihnen die Übungen tun, kann sich die Motivation nach innen verschieben und zu Ihrem eigenen Anliegen werden.** Wie sich bereits vielfach gezeigt hat, ist die intrinsische Motivation für eine langfristig erfolgreiche Verbesserung des körperlichen Zustands unerlässlich.

gen ab, ob jemand raucht oder nicht, bevor sie ihm Versicherungsschutz gewähren.

Ein klares Nein zu Schuhen mit hohen Absätzen tut Not!

Wenn meine Prophezeiungen stimmen, könnte es uns beim regelmäßigen oder gar täglichen Tragen von Schuhen mit Absätzen irgendwann ebenso ergehen, zumal es mittlerweile wissenschaftlich erwiesen ist, dass das ständige Tragen von High Heels oder von Schuhen mit einer Absatzhöhe von 3,5 Zentimetern den Rücktransport des Blutes zum Herzen deutlich verschlechtert.

Bis diejenigen, die die Öffentlichkeit über Gesundheitsthemen informieren sollen, allmählich Kenntnis von den Forschungsergebnissen nehmen, können Sie selbst einiges tun, um die herrschenden Schuhregeln zu brechen, die beispielsweise lauten: „Halten Sie Ihre Füße gesund durch das Tragen von starren, stützenden Schuhen mit Absatz." Sagen Sie einfach Nein zu Schuhen, die Ihre körperliche Leistungsfähigkeit einschränken, und Ja zu schicken Modellen, die Ihnen dabei auf lange Sicht auch die natürliche Funktion Ihres Körpers erhalten.

Wenn Sie in einem Gesundheitsberuf arbeiten, sollten Sie wissen, dass Ihr Schuhwerk unbeabsichtigt als gesundes Beispiel gelten kann und Sie – ob Sie wollen oder nicht – ein Vorbild für Gesundheit und Wohlergehen sind.

Forschungsergebnisse, aus denen die potenziell schädigende Wirkung von

Feedback

„Als ich erfuhr, welchen Schaden hohe Schuhe anrichten, war ich mir ehrlich gesagt sofort sicher, dass es mir gelingen würde, mich etwas ‚einzuschränken' und häufiger flache Schuhe zu tragen. Aber seit ich im letzten Jahr immer mehr über die richtige Ausrichtung gelernt und mein erstes Paar Schuhe mit Minusabsatz gekauft habe, trage ich kaum noch etwas anderes. Sogar meine Lieblingscowboystiefel mit dem 5-Zentimeter-Absatz verstauben im Schrank.

Jetzt tun mir die Füße nicht mehr weh, ich kann die Zehen wieder spreizen und werde sie auf gar keinen Fall mehr in spitz zulaufende Stöckelschuhe zwängen. Ich habe eine bessere Erdung, ein besseres Gleichgewicht und bin jederzeit zu langen Spaziergängen bereit. Vielen Dank, dass Sie sich dieses Themas annehmen."

Vicky A.

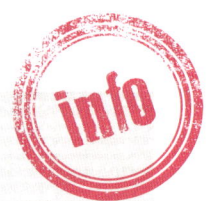

Wenn Mädchen Prinzessinnen-Schuhe lieben ...

Als ich noch nicht Mutter war, ging ich stets davon aus, dass die Liebe zu Schuhen eine Frage des Umfelds sei. Inzwischen habe ich selbst Kinder, und in unserer Familie gehen wir alle barfuß oder wir tragen Minimalschuhe, und das ausschließlich. Und eines Tages geschah Folgendes: Eines meiner Kinder stöckelte mit Vorliebe auf Absätzen herum. Sie können sich denken, dass wir solche Schuhe nicht im Haus haben. Doch wie sich herausstellte, kommt man an hohe Schuhe genauso leicht heran wie an Süßigkeiten – nämlich offenbar immer und überall.

Ich ließe mich wohl kaum davon überzeugen, dass ein Kind eine natürliche Neigung (natürlich im Sinne von „naturgegeben") zu schicken Schuhen hat. Ich würde aber auf jeden Fall glauben, dass Kinder genau wie Erwachsene den natürlichen Wunsch haben, ihren Körper zu schmücken. Und der ist mal mehr, mal weniger ausgeprägt.

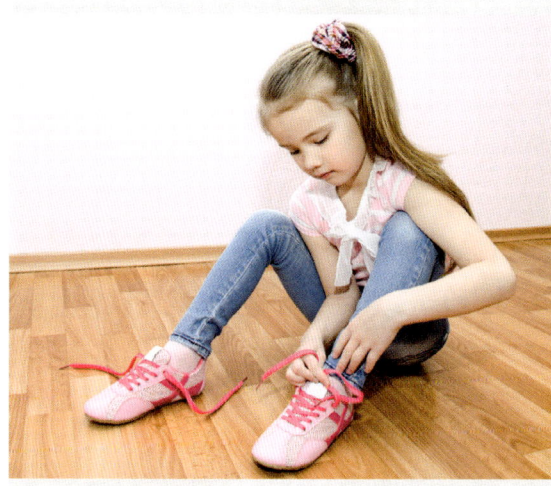

Beim Vergleich meiner beiden Mädchen (der Stichprobe, die mir am besten zugänglich ist) habe ich beobachtet, dass meiner kleinen Tochter Schmuck wichtiger ist als der großen. Allerdings gibt es in ihrem Umfeld – das aus Kinderbüchern und den Kostümkisten ihrer Freundinnen besteht – offenbar nur eine Möglichkeit, ihre Füße zu schmücken, nämlich mit Absatzschuhen für Kinder (aus rosafarbenem Glitzerplastik).

Einige Jahre, bevor ich selbst Mutter wurde, las ich einen mit *Princess Feet* (dt. „Prinzessinnenfüße") betitelten Artikel. Darin unterschied die Autorin zwischen Schuhwerk und Fußschmuck. Nachdem ich mich an den Artikel und an diese Unterscheidung erinnert hatte, stürzten wir uns mit allen Kräften auf das Projekt „Fußschmuck", um das Verlangen meiner Tochter nach Verschönerung mit Farben, Stiften, Aufklebern zu stillen.

falschem Schuhwerk auf die menschliche Gesundheit hervorgeht, gibt es mittlerweile zuhauf. Obwohl die meisten Menschen dieses Thema noch ignorieren, können Sie einen Teil der Daten für einen Selbstversuch nutzen und sehen, wie sich Ihre Füße (und Ihr Körper) hinterher anfühlen.

Warum ist es so wichtig, sich um die Gesundheit der Füße zu kümmern?

Der menschliche Fuß kann so viel mehr, als die Zehen zu krümmen und das Fußgelenk zu stabilisieren. Er ist das Fundament des ganzen Körpers. Die Muskeln unserer Füße müssen nur stark genug sein, damit wir sie so geschmeidig (und so lange) wie möglich bewegen können. Falls ich es noch nicht deutlich genug gemacht habe: Der aktuelle Zustand Ihrer Füße erlaubt Ihnen einen Blick in die Zukunft und zeigt, wie mobil Sie in späteren Jahren sein werden.

Der Körper – ein synergetisches System

Falls Sie derzeit unter Fußproblemen leiden, sollten Sie bedenken, dass davon nicht nur der kleine Bereich Ihres Körpers betroffen ist, der gerade Schwierigkeiten macht. Ihr Körper ist ein ganzheitliches System und die Füße sind nur ein Teil davon. Obwohl es in diesem Buch in erster Linie um die Füße geht, hängt doch die Gesundheit Ihres gesamten Körpers davon ab. Sie haben vielleicht noch nie darüber nachgedacht, aber ob Sie gerade aufstehen oder sich setzen, ob Sie gehen oder das Gleichgewicht halten wollen, Sie benötigen dafür stets eine kräftige und bewegliche Fußmuskulatur.

Fußschmerzen können den ganzen Körper in seiner Bewegung einschränken, obwohl Sie sich bewegen müssten, um den Blutzucker zu stabilisieren, die Knochendichte zu wahren und das Gewicht zu halten. Und diese Fußschmerzen halten Sie womöglich davon ab, mit einem wichtigen Ganzkörperbewegungsprogramm zu beginnen. Um gehen zu können – einem der wohltuendsten Trainingsmöglichkeiten für das Herz-Kreislauf-System –, brauchen Sie gesunde Füße! Wenn Ihre Füße wegen zu großer Schmerzen das Haus nicht verlassen können, muss auch der Rest von Ihnen zu Hause bleiben.

Die Füße trainieren

Sie müssten schon hinter dem Mond leben, um nicht mitzubekommen, dass regelmäßige Bewegung der Schlüssel zur Gesundheit ist. Millionen von Menschen gehen ins Fitnessstudio oder in die Yogastunde oder machen einen Spaziergang im Freien, um diesen Punkt von ihrer täglichen Gesundheits-to-do-Liste streichen zu können – und das finde ich großartig. Aber kaum einer

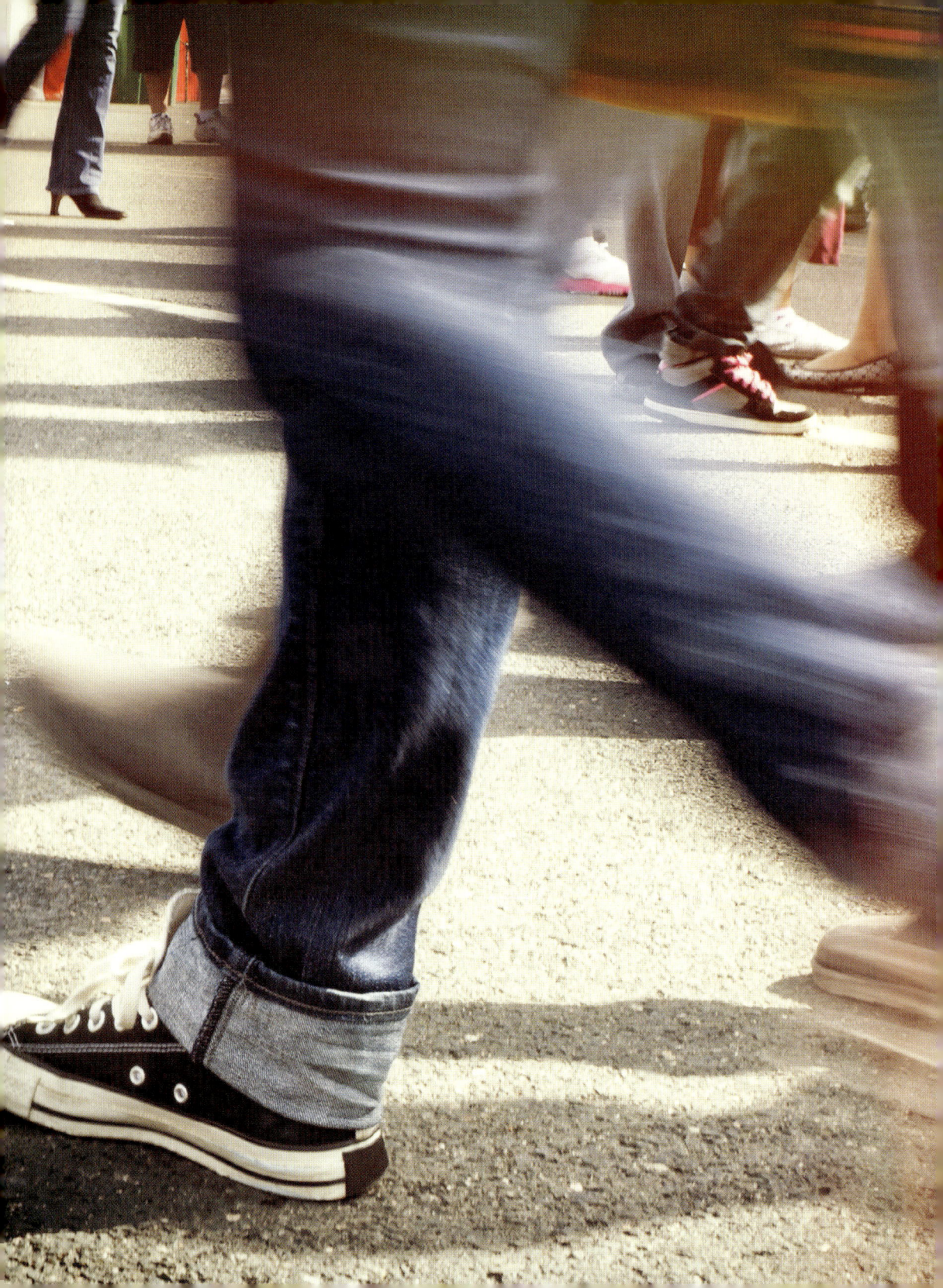

weiß, dass er die vielen Muskeln unterhalb des Fußgelenks unwissentlich so sträflich vernachlässigt, dass ihn dies künftig in seiner Beweglichkeit beeinträchtigen könnte.

Die „fittesten" Menschen – wie etwa Sportlerinnen, Tänzer, Aerobic-Trainerinnen oder Marathonläufer – haben oft die ungesündesten Füße. Diese schmerzliche Wahrheit wird meist einer Überbeanspruchung der Füße und nicht dem tatsächlich dafür verantwortlichen Faktor zugeschrieben: der zu geringen Beanspruchung der Füße. Genauer gesagt, den Folgen regelmäßigen Laufens, Gehens, Springens, Stampfens und Tanzens mit zu schwachen Füßen.

Ganz unabhängig davon, was Sie derzeit motiviert – ob Sie Fußschmerzen lindern, verhindern, Ihre natürliche Körperausrichtung wiederherstellen möchten oder einfach neugierig sind –, jetzt verfügen Sie über genügend Informationen, um zum Übungsteil dieses Buches übergehen und etwas für stärkere und geschmeidigere Füße tun zu können.

Das Wichtigste in Kürze

- Jeder von uns – und das gilt vielleicht besonders für Frauen – trägt gern bestimmte Schuhe, um sich gut zu fühlen. Deshalb kann es durchaus schwierig sein, sich vom gewohnten Schuhwerk zu trennen.
- Möglicherweise wird uns der Stöckelschuh irgendwann im gleichen Licht erscheinen wie heutzutage das Rauchen, das früher sehr angesagt war und als (ebenso) unbedenklich galt.
- Unzählige wissenschaftliche Veröffentlichungen belegen, dass ungesundes Schuhwerk auf Dauer zu Erkrankungen des Bewegungsapparats – also der Muskeln und Knochen des Fußes – führt.
- Sie müssen nicht warten, bis dieses Wissen allgemein anerkannt ist, um Ihre eigene Situation zu verbessern. Sie können sofort anfangen, diese Forschungsergebnisse für sich zu nutzen.
- Die Gesundheit Ihrer Füße beeinflusst die Gesundheit Ihres gesamten Körpers. Beginnen Sie deshalb am besten gleich mit dem Trainingsprogramm für Ihre Füße!

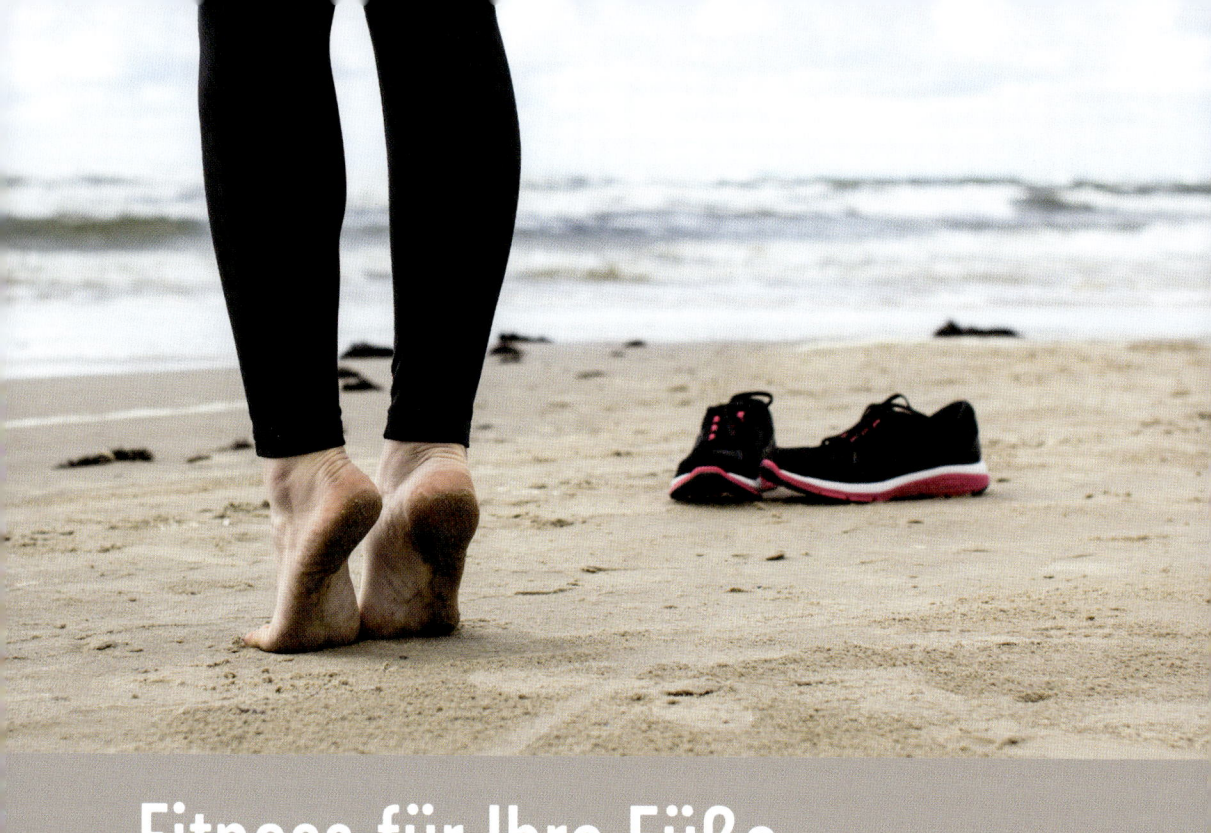

Fitness für Ihre Füße

Dass wir mehr Sport treiben sollten, ist inzwischen allseits bekannt. Aber kaum jemand weiß etwas mit all den Muskeln seiner eigenen Füße anzufangen. Dieses einfache Programm enthält Übungen, die Sie ohne großen Aufwand machen können. Sie sollen Ihnen dabei helfen, Ihre unterforderte Fußmuskulatur wieder in Gang zu bringen und die Durchblutung des verspannten, überforderten Unterschenkelgewebes anzuregen.

Unabhängig vom aktuellen Zustand Ihrer Füße (oder dem Inhalt Ihres Schuhschranks) können Sie bedeutende gesundheitliche Fortschritte erzielen, wenn Sie Ihre Gewohnheiten ändern und mit einem speziellen Übungsprogramm beginnen. Das menschliche Gewebe ist enorm anpassungsfähig – und zwar in jedem Alter. Doch bevor Sie mit dem nun folgenden Übungsprogramm starten, sollten Sie sich etwas Zeit nehmen, um herauszufinden, auf welcher Stufe Sie am besten einsteigen sollten.

Welche der folgenden Aussagen trifft jeweils am ehesten auf Sie zu?

Thema 1
1. Ich laufe regelmäßig barfuß.
2. Ich trage am Arbeitsplatz regelmäßig sehr hohe oder modisch durchgestylte Schuhe, ziehe aber auch flache Schuhe oder flexible Sportschuhe an oder gehe zu Hause barfuß.
3. Meine Füße schmerzen so stark, dass mir vom Arzt empfohlen wurde, immer Schuhe zu tragen.

Thema 2
1. Ich trage nie hohe Schuhe – oder nur zu wenigen festlichen Anlässen.
2. Ich habe vier bis fünf Paar Schuhe mit Absätzen zwischen 2,5 und 5 Zentimetern im Schrank, die ich regelmäßig trage.
3. Ich hatte heute bei der Arbeit Absatzschuhe an. Um ehrlich zu sein, trage ich sie noch immer – während ich zusammengerollt auf dem Sofa liege und dieses Buch lese.

Thema 3
1. Ich jogge oder laufe regelmäßig, normalerweise 4- bis 5-mal in der Woche.
2. Ich gehe mindestens 3-mal pro Woche spazieren und mache leichte Dehnübungen.
3. Es fällt mir schwer, das Gleichgewicht zu halten. Ich kann nicht stabil auf einem Bein stehen, ohne mich festzuhalten.

Falls Sie am häufigsten der dritten Aussage zugestimmt haben, dürfte das Gewebe in Ihren Füßen extrem verhärtet sein. Beginnen Sie mit kürzeren Dehnübungen und stützen Sie sich dabei bei Bedarf an einem Stuhl oder an der Wand ab.

Falls Sie am häufigsten der zweiten Aussage zugestimmt haben, sollten Sie eine mittlere Übungszeit einplanen. Unter Umständen ist es für Sie am besten, die Übungen nicht allzu lange zu machen und dafür häufiger zu wiederholen.

Falls Sie am häufigsten der ersten Aussage zugestimmt haben, bedürfen Ihre Füße einer speziellen Kräftigung. Vermutlich sind Sie aber in der Lage, die Dehnübungen die empfohlenen 60 Sekunden lang zu halten. Die eine oder andere Übung kann sich für Sie auch als besonders anspruchsvoll erweisen – das gilt vor allem für Sportler mit überforderten, aber untertrainierten Füßen.

Da die meisten von uns schon seit frühester Kindheit Schuhe tragen, haben wir es versäumt, zu lernen, ein Viertel unserer Muskeln zu bewegen und zu trainieren. Die Übungen in diesem Kapitel schulen die kleinen Zehenmuskeln und die Stützmuskeln des Fußgewölbes sowie die größeren seitlichen und hinteren Oberschenkelmuskeln. Sie dienen nicht nur dazu, die im Laufe vieler Jahre entstandene Schwäche der Fußmuskulatur und der Fußgelenke auszugleichen. Sie sollen Ihnen auch helfen, Ihr Becken so auszurichten, dass die Hüftknochen und der Beckenboden wieder mehr Gewicht tragen können und kräftiger werden.

Auf geht's ... das Fußtraining beginnt!

Ein paar wichtige Vorbereitungen

Wer seine Füße wirklich kurieren will, muss ohne Schuhe üben. Menschen mit fortgeschrittener *Polyneuropathie* oder *Diabetes* fürchten oft, sich beim Training unbemerkt zu verletzen. Und für Menschen mit sehr unbeweglichen Füßen kann das Üben auf hartem Untergrund eine Herausforderung darstellen. Um Ihre Füße zu schützen, sollten Sie einen geeigneten Barfußbereich vorbereiten, bevor Sie mit den Übungen beginnen.

- Staubsaugen Sie dort, wo Sie üben wollen. Ein guter Staubsauger nimmt kleinere Objekte wie Näh- und Stecknadeln oder Reißzwecken auf, die man leicht übersieht.
- Schaffen Sie ausreichend Platz, um eine Yogamatte auszurollen oder ein großes Badetuch auszubreiten. Das dient als zusätzliche Schutzschicht.
- Wenn Sie besonders empfindliche Füße haben, legen Sie eine Gymnastikmatte auf einen Teppich und mehrere Handtücher übereinander darauf oder Sie legen einfach eine gefaltete Decke unter, um die Übungsfläche zu polstern. (Sie können auch in Socken üben, falls das Üben mit nackten Füßen noch zu unangenehm für Sie ist.)
- Überprüfen Sie noch einmal, ob der Boden auch wirklich sauber und frei von kleinsten Gegenständen ist.

Achten Sie bei diesen Übungen auf die Details. Zahlreiche Faktoren beeinflussen ihre Wirksamkeit, beispielsweise die Stellung Ihrer Füße, ob die Knie gebeugt sind und ob der Oberkörper vor- oder zurückgelehnt ist. Lernen Sie, wie Ihr Körper während der einzelnen Übungen am besten ausgerichtet sein sollte. Das hilft Ihnen, genau die Muskelfasern zu mobilisieren, auf die dieses Programm abzielt, und es insgesamt effektiver zu machen.

Wollen Sie ein vollständiges Fuß-Workout ausführen, so finden Sie die im Folgenden einzeln aufgeführten Übungen sowie zwei weitere, die Ihnen helfen, Ihre Füße und Ihren gesamten Körper richtig auszurichten, im Anhang unter „Dehnübungen und Haltungskorrekturen für dauerhaft gesunde Füße – Ein komplettes Workout", Seite 114 ff., in einer passenden Reihenfolge.

Übung 1:
Die Waden dehnen

Absätze haben erhebliche Auswirkungen auf die Wadenmuskeln, da diese sich schnell an jede beliebige Absatzhöhe anpassen müssen. Wer längerfristig auf Absätzen geht, verkürzt dadurch die Fasern in den Unterschenkeln nachweislich um 13 Prozent. 13 Prozent!

Wadendehnungen gibt es in zahlreichen Varianten, und viele von uns mussten ihre Waden schon einmal mit einer dieser Übungen dehnen. Aber nicht alle Wadendehnungen sind gleichermaßen effektiv. Die folgende Übung soll die Muskeln der Beinrückseite trainieren. Sie soll Ihnen aber auch zeigen, wie sich die Spannung in den Waden beim Gehen auf den ganzen Körper auswirkt.

Sie brauchen:

- ein großes Badetuch, gefaltet und aufgerollt,
- einen Stuhl oder eine Wand zum Festhalten.

Stellen Sie sich vor die Badetuchrolle.

Stellen Sie einen Fuß mit dem Ballen auf die Rolle und lassen Sie die Ferse langsam zum Boden sinken. Strecken Sie beide Beine vollständig und lassen Sie sich dabei ruhig Zeit. Die Oberschenkelmuskeln bleiben entspannt. Wenn Sie sich an diese Haltung gewöhnt haben, machen Sie mit dem anderen Bein einen kleinen Schritt nach vorn.

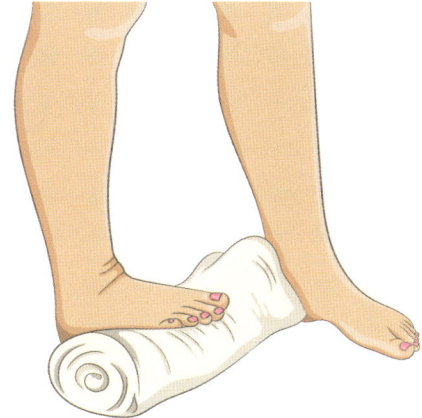

Der Körper sollte über dem gedehnten Bein gerade aufgerichtet sein. Falls Sie sich nach vorn neigen oder ein Knie beugen müssen, ziehen Sie den vorderen Fuß zurück, bis Sie die Dehnung ohne solch eine Kompensation halten können. Falls Sie etwas wackelig auf den Beinen sind, suchen Sie Halt an einer Stuhllehne oder der Wand. Nehmen Sie den Fuß von der Handtuchrolle und wiederholen Sie die Übung mit dem anderen Bein.

Achten Sie auf die Position Ihrer Hüfte!

Wenn Sie diese Übung ein paarmal gemacht haben, sollten Sie zusätzlich auf Ihre Hüftposition achten. Das Gewicht des Beckens sollte unmittelbar über dem gedehnten Bein liegen. Schieben Sie die Hüften nach hinten, bis sie senkrecht über dem hinteren Fußgelenk und Knie stehen. Halten Sie diese Position und versuchen Sie, den vorderen Fuß noch weiter nach vorn zu schieben.

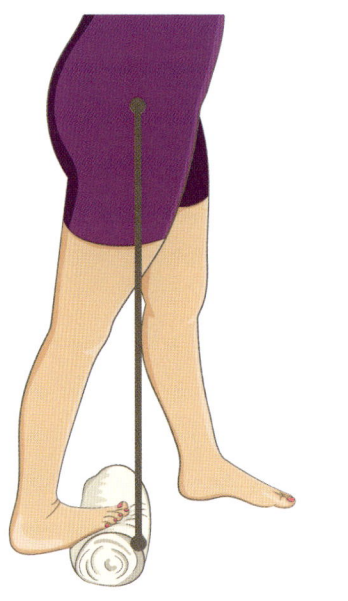 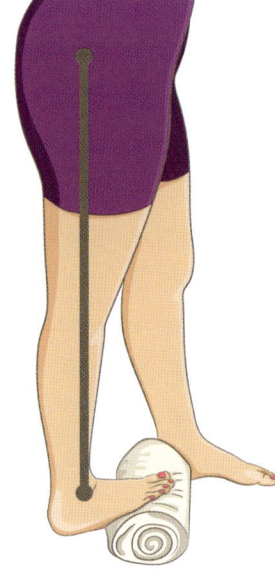

Links: Falsch. Das Becken wird über das hintere Fußgelenk hinaus nach vorn geschoben.

Rechts: Richtig. Das Becken bleibt über dem hinteren Fußgelenk.

Und noch ein paar Haltungskorrekturen

Kippt der Oberkörper bei der Beindehnung nach vorn, ist der Schritt zu groß. Verkleinern Sie ihn, bis Sie wieder aufrecht stehen. Vergrößern Sie den Abstand zwischen den Füßen nur, wenn Sie dabei aufgerichtet bleiben können.

Tipp: Die Intensität der Dehnung lässt sich über den Durchmesser der Handtuchrolle steuern. Ist das Fußgelenk sehr steif, nehmen Sie ein dünneres Badetuch oder rollen Sie es nicht ganz auf. Ist die Dehnung auch dann noch zu stark, ziehen Sie den Fuß ein kleines Stück zurück, um den Winkel im Fußgelenk zu verringern. Umgekehrt lässt sich die Dehnung mit einem dickeren oder längeren Badetuch verstärken.

Warum ist diese Dehnübung so wichtig? Der natürliche aufrechte Gang sollte eine geschmeidige, kontrollierte Bewegung sein, die das Gewebe möglichst nicht schädigt. Leider haben viele Menschen die Angewohnheit, „zu fallen, statt zu gehen". Das belastet jedoch ihre Gelenke und Knochen über Gebühr. Wenn die Wadenmuskulatur voll beweglich ist, sollte man einen Schritt machen können, ohne die Beinrückseiten zu stark dehnen zu müssen, was langfristig die Schrittlänge reduziert.

An der Wadendehnung können Sie gut ablesen, wie weit Sie Ihren Fuß nach vorn setzen können, ohne von den Wadenmuskeln „zurückgezogen" zu werden. Sie eignet sich auch hervorragend, um Verkürzungen, die durch die Gewöhnung der Wadenmuskulatur an Schuhe mit Absatz entstandenen sind, zumindest teilweise auszugleichen. Je länger Sie schon Absätze tragen und je höher diese Absätze sind, desto anspruchsvoller wird diese Dehnung für Sie sein.

Gehen Sie die Übung am besten geduldig und sanft an. Wenn Ihre Unterschenkelmuskulatur aber schon ein Leben lang verkürzt ist, lässt sich dies nicht in dreißig, sechzig oder auch neunzig Tagen beheben. Um sie zu dehnen, können Sie sich zunächst langsam an Schuhe mit niedrigeren Absätzen und schließlich an Schuhe ohne Absätze gewöhnen und beim Gehen auf die Position von Hüften und Oberkörper achten.

Übung 2: Die „Greifmuskeln" dehnen

Ich bin stets dafür, sich zum Wohle der Gesundheit zu bewegen, aber nicht alle Übungen tun jedem Menschen in allen Lebensphasen gleichermaßen gut. Ein paar davon können bestehende Erkrankungen sogar verschlimmern, weil sie die Muskeln verkürzen und sich diese Verkürzungen auf die beteiligten Gelenke auswirken. Das „Handtuch-" oder „Murmelgreifen" ist eine weitverbreitete Kräftigungsübung für die Füße.

Sie wird oft Menschen mit schwachen oder steifen Füßen empfohlen – in der Hoffnung, mehr Bewegung würde helfen, das Problem zu beheben. Es ist durchaus denkbar, dass das „Handtuchgreifen" bei einer allgemeinen Schwäche des Fußes oder des Fußgelenks nach einer Operation nützlich ist. Trotzdem halte ich nicht allzu viel von dieser klassischen Übung.

> „Der erste Schritt, um irgendwohin zu kommen, ist die Entscheidung, nicht da zu bleiben, wo man gerade ist."
>
> John Pierpont Morgan

Wie die bereits beschriebene Bio-mechanik beim Flipflop®-Tragen (siehe Seite 58 f.) begünstigt auch diese Greifbewegung die weitere Verkürzung der Zehenmuskulatur, sodass sich der Bewegungsumfang der Gelenke sogar noch verringern kann. Außerdem kann dieses muskuläre Bewegungsmuster Hammerzehen begünstigen. Wenn Sie diese Greifübung dennoch machen wollen, sollten Sie sich unbedingt ebenso stark, wenn nicht sogar stärker auf die Gegenbewegung konzentrieren, indem Sie die Zehen wieder strecken.

Eine verspannte Vorfußmuskulatur aufgrund einer Überlastung der Füße durch Schuhe mit Absätzen, zu häufiges

Flipflop®-Tragen oder schlicht eine jahrelange schlechte Haltung kann zu ebenso verspannten, eingekrallten Zehen führen.

Diese Übung dehnt nicht nur die Vorderseite der Fußgelenke, sondern auch krümmungsfreudige Zehen.

Sie brauchen:

- einen Stuhl oder eine Wand zum Festhalten.

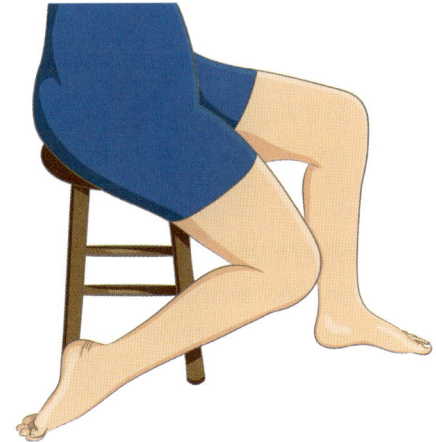

Sie haben zwei Möglichkeiten, an diese Übung heranzugehen. Wenn Sie sich bei der Analyse der Übungsvoraussetzungen (siehe Seite 77) hauptsächlich bei den jeweils dritten Aussagen wiedererkannt haben, beginnen Sie am besten im Sitzen (siehe Abbildung rechts oben) Wenn Sie zu der ersten oder zweiten Antwort tendiert haben, können Sie im Stehen anfangen (siehe Abbildung rechts unten) – sofern Ihnen die sitzende Variante nicht lieber ist.

Strecken Sie einen Fuß so nach hinten aus, dass die Oberseiten der Zehen den Boden berühren. Im Stehen können Sie den Fuß zunächst nach hinten bringen, indem Sie das Knie ein wenig beugen. Anspruchsvoller wird die Dehnung, wenn Sie das gestreckte Bein aus der Hüfte heraus hinten aufstellen (siehe Abbildung rechts unten). Versuchen Sie dabei, beide Knie zu strecken und den Körper aufzurichten. Achten Sie auf die Position Ihres Beckens. Es schiebt sich gern nach vorn, um der Dehnung auszuweichen!

Mit dem anderen Bein wiederholen.

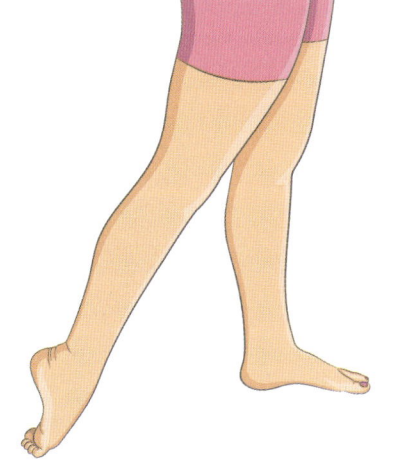

Achten Sie auf Details!
Bei stark verspannten Füßen knickt das Fußgelenk häufig nach außen (*falsch*: siehe Abbildung rechte Seite, links). Dabei werden die äußeren Zehen überlastet und die Bereiche der Muskulatur umgangen, die eine Dehnung am nötigsten hätten. Bringen Sie das Fußgelenk zurück zur Mitte (*richtig*: siehe Abbildung rechte Seite, rechts),

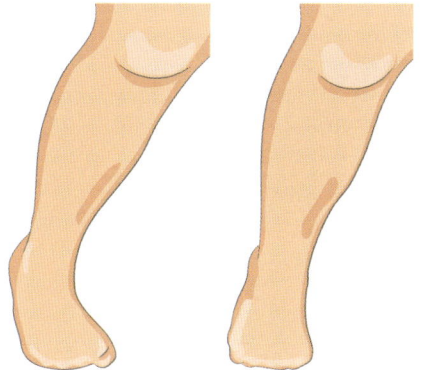

damit sich das Gewicht gleichmäßig auf den gesamten Fuß verteilt.

Tipp: Hat man die Zehen jahrelang bei jedem Schritt angespannt, bekommt man beim Dehnen häufig Krämpfe. Beginnen Sie daher – jeweils abwechselnd – mit kurzen Dehnungen, die nur wenige Sekunden andauern. Sie werden merken, dass möglicherweise auftretende Krämpfe bei regelmäßiger Übung nachlassen.

Wann entspannen sich meine „Greifmuskeln"?

Falls die Entspannung der Zehen für Sie oberste Priorität hat, werfen Sie einen Blick auf das Schuhwerk Ihrer Wahl. Tragen Sie regelmäßig Schuhe mit minimalem Schaft wie Flipflops®, Sandalen mit wenig Halt, Pantoletten oder Clogs? Dann müssen die Greifmuskeln Überstunden machen, um diese Schuhe am Fuß zu halten. Achten Sie also darauf, die Wirkung Ihres Übungsprogramms nicht durch die Wahl Ihres Schuhwerks zunichtezumachen!

Sollten Sie bemerkt haben, dass Sie Ihr Becken beim Gehen oft kippen, oder lieben Sie Absätze, so könnte diese zusätzliche Vorfußbelastung die Muskelverspannungen verursachen. Verringern Sie nach und nach die Absatzhöhe und achten Sie auf Ihre Beckenposition. So helfen Sie Ihrer Zehenmuskulatur, entspannt zu bleiben, und steigern zudem die Langzeitwirkung aller Fußübungen.

Übung 3: Die Beinrückseiten dehnen

Wenn Sie schon Ihr Leben lang in Schuhen mit Absätzen gehen, kann sich die dabei entstehende Muskelspannung nicht nur auf die Unterschenkelmuskulatur, sondern auch auf das Bindegewebe entlang der Beinrückseiten übertragen. Extrem verspannte Wadenmuskeln können in ebenso stark verspannte hintere Oberschenkelmuskeln übergehen – vor allem, wenn Sie sich an die Veränderungen in der Geometrie Ihres Körpers durch die Schuhe angepasst haben, indem Sie die Knie leicht beugen. Darum werden wir nun dem Puzzle ein weiteres Stück hinzufügen und die Beine auch weiter oben dehnen.

Sie brauchen:

- einen Hocker,
- ein aufgerolltes Badetuch.

Fitness für Ihre Füße 83

Stellen Sie sich mit parallel ausgerichteten Füßen vor einen Hocker. Beugen Sie sich mit geradem Oberkörper nach vorn und legen Sie die Hände flach auf die Sitzfläche. Schieben Sie das Becken nach hinten, bis sich die Hüfte etwas hinter den Fußgelenken befindet. Leichter geht's, wenn Sie etwas näher an den Hocker heranrücken.

Bei stark verspannten Beinrückseiten ziehen die Muskeln das Steißbein in Richtung Boden. Versuchen Sie, es

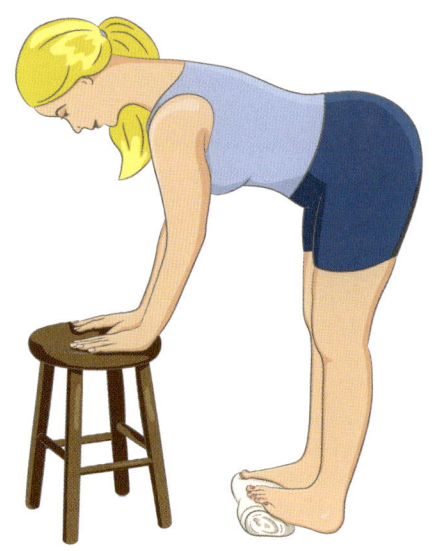

in dieser Position vorsichtig zur Decke hin anzuheben. Das verstärkt die Dehnung entlang der Beinrückseiten.

Ist das Steißbein bei dieser Übung stark eingerollt, bleiben Sie mit beiden Füßen flach auf dem Boden. Um die Dehnung zu verstärken, können Sie die Vorfüße auch auf eine Handtuchrolle stellen. Wie bei der einseitigen Wadendehnung (siehe Übung 1, Seite 79 ff.) können Sie die Intensität der Dehnung durch die Höhe der Rolle steuern. Nehmen Sie eine dickere Handtuchrolle, um sie zu verstärken, und verwenden Sie eine dünnere Rolle oder entfernen Sie das Badetuch ganz, um sie zu verringern.

Dehnübungen für alle, die viel sitzen

Unsere Kultur geht nicht sonderlich freundlich mit der hinteren Beinmuskulatur um. Das ständige Tragen von Schuhen verursacht verspannte Beinrückseiten und auch unser tägliches übermäßiges Sitzen trägt zur Verkürzung dieser Muskeln bei. Sie können (und sollten!) die Beinrückseiten mehrmals am Tag dehnen. Das gilt besonders, wenn Sie berufsbedingt viel sitzen müssen. Deponieren Sie für drei bis vier schnelle Beindehnungen während des Arbeitstags ein Handtuch in einer Schreibtischschublade.

Übung 4: Vorwärtsbeugen an der Wand

Dies ist eine weitere und etwas entspannendere Möglichkeit, die Beinrückseiten auf ganzer Länge zu dehnen. Bei den klassischen Dehnungsübungen ziehen verspannte Beinmuskeln die Fußspitzen häufig in Richtung der

Fußsohle (in die sogenannte *Plantarflexion*). Das Üben an der Wand verhindert, dass sich diese unbewusste Tendenz einschleicht, und macht die Beindehnung effektiver.

Sie brauchen:

- ein Kissen oder Sitzkissen,
- eine Wand.

Setzen Sie sich mit dem Gesicht zur Wand auf den Boden und strecken Sie die Beine vor sich aus. Bei verspannten hinteren Oberschenkelmuskeln ist es hilfreich, eine Handtuchrolle, ein großes Kissen oder mehrere Sitzkissen unter das Gesäß zu schieben. Das macht die Dehnung etwas angenehmer. Rutschen Sie nach vorn und stellen Sie beide Fußsohlen flach an die Wand. Achten Sie besonders auf die Fersen und drücken Sie sie fest gegen die Wand.

Entspannen Sie Ihre Oberschenkel. Die Knie sollten weder gebeugt noch zu stark durchgedrückt sein. Sind die Beine so stark verspannt, dass es Ihnen nicht gelingt, sie vollständig zu strecken, legen Sie weitere Kissen unter.

Lassen Sie den Oberkörper entspannt nach vorn sinken. Beugen Sie sich aus der Hüfte heraus, die Wirbelsäule sollte nicht rund werden. Strecken Sie die Hände nach Möglichkeit in Richtung Wand. Legen Sie die Handflächen an die Wand, berühren Sie sie mit den Fingerspitzen oder blicken Sie sie sehnsüchtig an, so als wollten Sie die Wand näher zu sich heranholen.

Finden Sie die Variante, die für Sie am besten passt und für Ihren Körper optimal ist. Entspannen Sie zum guten Schluss auch den Nacken und lassen Sie den Kopf nach vorn sinken. Atmen Sie entspannt ein und aus und achten Sie darauf, während der gesamten Übung nicht mit dem Oberkörper zu wippen.

Bitte nicht federnd dehnen!
Federn Sie beim Dehnen, so wird das auch als „ballistisches Stretching" bezeichnet. Bei dieser dynamischen Technik folgen Dehnung und Entspannung im schnellen Wechsel aufeinander. Das findet man häufig im Kampfsport und bei Sportarten, bei denen man den Körper unter Umständen auf schnelle Wechsel der Gelenkposition bei Kontakt vorbereiten muss.

Durch federndes Dehnen werden die Informationen verdeckt, die Sie über Ihren Körper sammeln wollen, d. h., wie weit Sie ohne Anstrengung kommen. Falls Sie also in den nächsten Tagen nicht bei einem Vollkontakt-

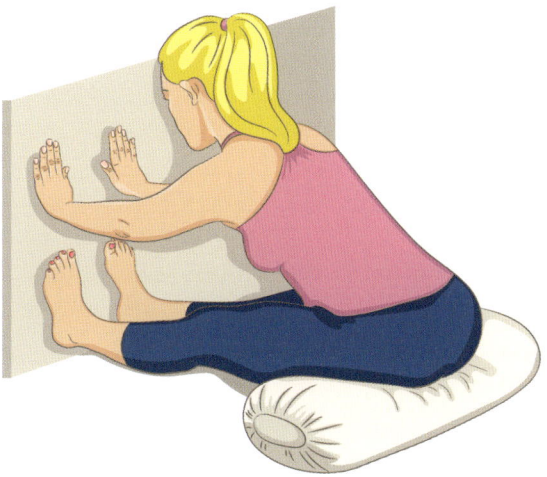

Turnier antreten wollen, sollten Sie sich lieber langsam bewegen und sich dabei Zeit lassen, um sich bewusst zu werden, wie stark Ihre körperliche Anspannung tatsächlich ist und wie sie Ihre Bewegungsfähigkeit beeinflusst.

Übungen 5 bis 10
Die Zehen einzeln anheben

Erinnern Sie sich noch an die kleinen intrinsischen Fußmuskeln? Wie Ihre Finger sollten Sie auch Ihre Zehen einzeln bewegen können. Da Ihre Zehen aber vermutlich schon sehr lange oder gar Ihr Leben lang stark in ihrer Bewegung eingeschränkt sind, kann es eine Weile dauern, bis Sie diese Übung gemeistert haben. Genau genommen beinhaltet sie sogar fünf Übungen.

Sie brauchen:

- Ihre Füße.

Üben Sie barfuß und richten Sie Ihre Füße gerade bzw. parallel nach vorn aus. Versuchen Sie dann, den Großzehenstrecker isoliert zu bewegen und die Großzehe anzuheben. Die anderen Zehen bleiben auf dem Boden!

Falls Ihnen die Übung leichtfällt, heben Sie nach der großen Zehe auch die 2., 3. und 4. und schließlich die 5. Zehe an.

Mit dem anderen Fuß wiederholen.

Während Sie Ihre Zehen einzeln anheben, sollten Fußsohle und Fußgelenk jedoch bleiben, wo sie sind. Ihr Fußgelenk bewegt sich also nicht mit, nur damit sich die Zehen leichter anheben lassen. Sie alle verfügen schließlich über eigene Muskeln, die lernen müssen, wie das geht.

Falls Ihnen der Einstieg in diese Übung schwerfällt, beugen Sie sich einfach nach vorn und halten die anderen Zehen mit den Händen auf dem Boden fest. So unterstützen Sie das Gehirn bei der isolierten Wahrnehmung des Gewebes, mit dem Sie gerade arbeiten möchten.

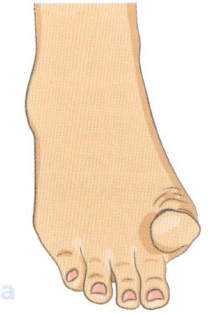
a

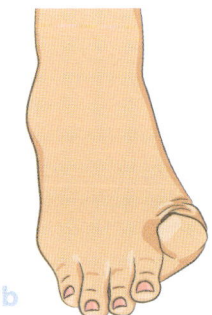
b

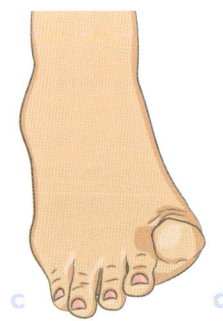
c

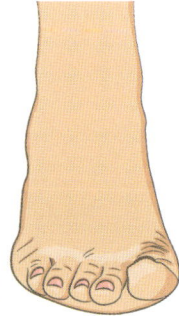
d

Wollen Sie noch mehr für Ihre Füße tun?

Sobald Sie die Zehen nacheinander anheben können, üben Sie, sie in derselben Reihenfolge auch wieder zu senken.

Brauchen Sie ein wenig mehr Herausforderung?

Sobald Sie die Zehen der Reihe nach anheben und wieder senken können, können Sie darauf hinarbeiten, sie einzeln zu bewegen. Das ist viel schwieriger! Versuchen Sie einmal, nur die 2. Zehe anzuheben. Alle anderen bleiben dabei fest auf dem Boden. Sobald Sie den Bogen raus haben, machen Sie mit der 3., 4. und 5. Zehe weiter. Es dauert vermutlich (sehr) lange, diese Übung zu meistern. Nur zu, legen Sie einfach los!

Haben Sie Ballenzehen?

Falls Sie einen *Hallux valgus* entwickelt haben, beobachten Sie bei dieser Übung, wie sich die Großzehe anhebt. Geht sie gerade nach oben oder neigt sie sich auch in der Bewegung zur Kleinzehenseite hin? Mit folgenden Übungen können Sie nicht nur den Großzehenstrecker stärken, sondern bei dieser Gelegenheit auch mit der mühevollen Arbeit beginnen, den Großzehenspreizer zu kräftigen (das ist der Muskel, der die Großzehe von den anderen Zehen wegzieht). Wer hätte gedacht, dass einen die Konzentration auf die Fußübungen ins Schwitzen bringen kann?

Übung 11: Die Zehen aktiv und passiv spreizen

Wenn die Zehen in enge Schuhe gezwängt werden, passen Sie sich an das begrenzte Platzangebot an, indem sie sich regelrecht aneinanderkuscheln. Die Muskeln, die sie zusammenziehen (die Adduktoren), verspannen sich und verhärten. Und die Muskeln, die sie spreizen (die Abduktoren), verkümmern, weil sie nicht mehr gebraucht werden.

Eine einfache Übung zur Kräftigung der Spreizmuskulatur der Zehen lautet schlicht: Spreizen Sie Ihre Zehen! Denken Sie bei jeder sich bietenden Gelegenheit daran, sie zu spreizen – ganz gleich, ob Ihre Füße nackt oder in Schuhen gefangen sind!

Sie brauchen.

- einen Fuß,
- eine Hand und
- eine Sitzgelegenheit.

1. Teil: Die Zehen aktiv spreizen

Schauen Sie auf Ihre nackten und parallel ausgerichteten Füße. Versuchen Sie nun, die Zehen aktiv zu spreizen, um mehr Platz zwischen ihnen zu schaffen. Können Sie den Boden zwischen den Zehen sehen? Prüfen Sie, ob die Zehen während der Spreizversuche die Tendenz haben, sich vom Boden zu heben oder ob sie sich auf interessante Weise verformen. Das gehört dazu, wenn der Körper ein neues Bewegungsprogramm erlernen muss.

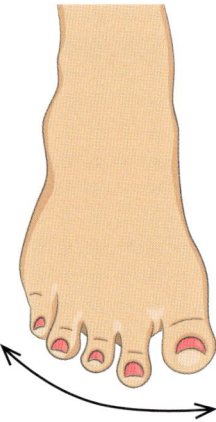

Wenn Sie mit dieser Übung beginnen, werden Sie Ihre Zehen vermutlich nicht sehr weit spreizen können. Vielleicht haben Sie schon seit dreißig, vierzig oder noch mehr Jahren nicht mehr mit Ihren Füßen gespielt? Damit sich die Zehen leichter spreizen lassen, probieren Sie doch einmal folgende Übung zur Dehnung der Muskeln zwischen den Zehe:

2. Teil: Mit den Füßen Händchen halten
Nehmen Sie eine bequeme Sitzhaltung ein, in der Sie Ihre Zehen gut zu fassen bekommen. (Am besten klappt es, wenn Sie zuerst den rechten Fuß auf das Knie des linken Beines legen.) Schieben Sie die Fingerspitzen der linken Hand zwischen die Zehenspitzen des rechten Fußes und beginnen Sie damit so weit wie möglich vom Ballen entfernt. Die Dehnung ist schon sehr gut, wenn Sie die Finger zwischen die Zehen bringen. Sobald die Muskeln dann allmählich zu ihrer natürlichen Länge zurückfinden, können Sie die Finger weiter in Richtung Fußballen schieben, bis sie irgendwann mit den Füßen „Händchen halten".

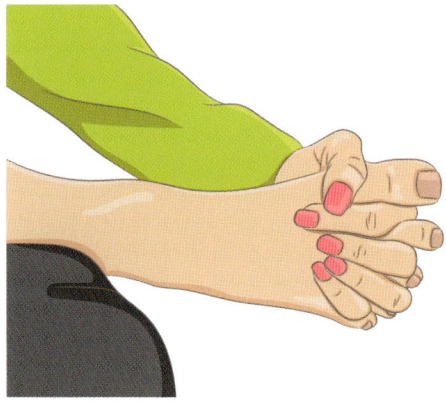

Noch stärker wird die Dehnung, wenn Sie die Finger dabei leicht spreizen, sodass sich die Zehen noch weiter voneinander entfernen. Sie entscheiden selbst, wie stark Sie Ihre Füße dehnen möchten. Lassen Sie sich viel (wochen-, monate- oder auch jahrelang) Zeit, um die Gesundheit Ihrer Füße zu verbessern. Schließlich hat es auch sehr lang gedauert, bis sie so wurden, wie sie jetzt sind.

Ziehen Sie die Finger zwischen den Zehen heraus. Stehen Sie auf und versuchen Sie nun, die Zehen allein durch Muskelkraft zu spreizen (siehe 1. Teil der Übung). Lassen sie sich jetzt besser spreizen?

Die Übung mit den Zehen des anderen Fußes wiederholen.

Tipp: Sollten Sie Ihre Zehen nicht zu fassen bekommen, können Sie sich auch Hilfe suchen. Eine Masseurin oder ein Masseur unterstützt Sie sicher gern bei dieser Dehnung. Normalerweise helfen auch Ihre Kinder gern dabei.

Wann kann ich die Zehen mühelos spreizen?

Denken Sie daran: Die meisten Schuhe drücken die Zehen permanent zusammen. Um eine stundenlange Fehlhaltung auszugleichen, müssen sie auch stundenlang gedehnt werden. Keine Sorge, ich erwarte nicht von Ihnen, dass Sie die ganze Zeit mit den Fingern zwischen den Zehen dasitzen. Es gibt kostengünstige Hilfsmittel, die Ihnen die Arbeit mit den Füßen *abnehmen*, während Sie lesen, Fernsehen oder gar schlafen.

Falls Sie schon einmal bei einer professionellen Pediküre waren, wurden dabei wahrscheinlich weiche Schaumstofftrenner zwischen Ihre Zehen geklemmt. Diese „Zehenspreizer" sind für gewöhnlich im Kosmetikbedarf, in vielen Drogeriemärkten oder auch im Internet für wenig Geld zu bekommen. Holen Sie sich ein Paar, klemmen Sie sie zwischen die Zehen und lassen Sie die Schaumstofftrenner die Dehnarbeit machen, während Sie sich entspannt zurücklehnen. Oder zumindest so entspannt, wie es Ihnen möglich ist, während Ihre Zehen auseinandergezogen werden. Diese Dehnung kann sich besonders zu Anfang etwas ungewohnt anfühlen – vor allem, wenn bestimmte Gewebepartien nicht an Bewegung gewöhnt sind.

Zehentrenner aus Schaumstoff haben den Nachteil, dass sie manchmal schon nach wenigen Einsätzen ausgeleiert sind und man zudem schlecht damit gehen oder schlafen kann. Zum Glück sind inzwischen neue Produkte auf dem Markt, die genau für diesen Zweck hergestellt wurden (siehe Bezugsquellen, Seite 118). Meine Lieblingserfindungen sind Zehenspreizersocken und Zehenspreizer, die speziell zur Verbesserung der Fußgesundheit entwickelt wurden. Sie sind für den wiederholten Gebrauch über lange Zeit gedacht, man kann darin sogar laufen und sie auch in den Schuhen tragen.

Übung 12:
Ran an den Ball!

Der menschliche Fuß erfüllt alle Voraussetzungen, um auf natürlichem Untergrund weite Strecken zurückzulegen. Früher waren das nicht nur holprige und steinige Wege, sondern auch Sand und festgestampfte Erde. Außerdem wechselt der Untergrund in natürlichem Gelände oft und rein zufällig. Der Wechsel der Beschaffenheit des Erdbodens hielt einst die Füße geschmeidig, da sie sich an die unterschiedlichsten Gegebenheiten anpassen mussten. Aber nachdem wir ein Leben lang Schuhe getragen haben, empfinden wir es als unerträglich, auf irgendetwas zu treten – und seien es nur breite, glatte Steine, an denen wir uns wirklich nicht verletzen können.

Im Schuh wird der Fuß ständig gegen dieselbe flache Oberfläche gedrückt. Deshalb werden seine zahlreichen Gelenke nicht angeregt, sich einzeln zu bewegen. Das Gehen auf unterschiedlich geformtem und unterschiedlich grobem Untergrund hält die Gelenke beweglich, und um diese Bereiche anzuregen oder wieder „aufzuwecken" lautet die Devise jetzt: Ran an den Ball!

Ein Tennisball oder ein speziell für die Gewebemobilisation (oder die *myofasziale Entspannung* durch Selbstmassage) entwickelter Massageball (siehe Bezugsquellen, Seite 118) ist eine gute Möglichkeit, besonders unbewegliche Füße gefahrlos an Gelenkbewegungen heranzuführen, die Sie – höchstwahrscheinlich – zum ersten Mal erleben.

Sie brauchen:

- einen Massageball/Tennisball.

Stehen oder sitzen Sie aufrecht, die Füße sind dabei parallel und gerade ausgerichtet. Legen Sie einen Fuß mit dem Vorfuß auf den Ball. Er sollte sich sanft um den Ball schmiegen. Die Ferse bleibt beim Üben auf dem Boden. Achten Sie darauf, dass die Füße parallel ausgerichtet bleiben, schieben Sie den Fuß langsam ein paar Zentimeter nach vorn und verharren Sie dann einfach 20 bis 30 Sekunden in dieser Stellung. Wenn Sie den Fuß Stück für Stück so weit nach vorn geschoben haben, wie Sie können, ohne die Ferse abheben zu müssen, wechseln Sie die Seite.

Nachdem Sie diese Übung mit beiden Füßen gemacht haben, legen Sie den Ball erneut unter den Vorfuß. Schieben Sie den Fuß nun so über den Ball (die Ferse bleibt dabei auf dem Boden), dass der Druck an den Fußseiten zu spüren ist. Üben Sie so lange, wie es am besten für Sie passt. Je länger Sie die Fußsohle mit etwas Rundem erkunden, desto mehr werden die Muskeln sanft gedehnt und die Gelenke auf eine neue, einzigartige und gleichzeitig vollkommen natürliche Weise bewegt. Die Seite wechseln.

Tipp: Falls Sie sehr steife Füße haben, sollten Sie im Sitzen mit der Übung beginnen. So kommt weniger Gewicht auf den Ball, was den Druck reduziert. Sobald Sie eine Verbesserung feststellen, können Sie den Druck erhöhen, indem Sie im Stehen üben.

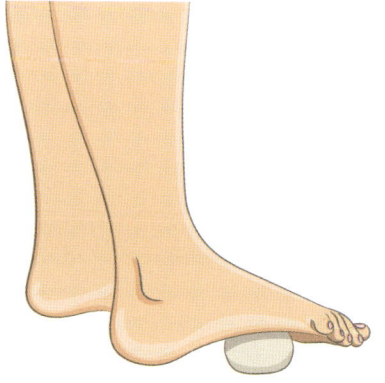

Ein Hinweis für besonders Ehrgeizige

Anfangs ist es gut, nur mit einem Ball zu üben. Lassen Sie sich genügend Zeit, von dieser Übung zu lernen und zu profitieren. Sollten Sie jedoch so motiviert sein, den Bewegungsumfang der 33 Gelenke im Fuß erhöhen zu wollen, können Sie ruhig noch einen Schritt weiter gehen. Einige Firmen haben spezielle Steinmassagematten entwickelt (siehe Bezugsquellen, Seite 118). Wie der Name schon sagt, handelt es sich dabei um Matten, auf die glatte Steine geklebt oder genäht wurden. Sie ermöglichen es Ihnen, über eine solche Fläche zu gehen, ohne es draußen barfuß tun zu müssen.

Falls Ihnen der „Sprung" vom Tennisball zur Steinmassagematte aber noch als zu groß erscheint, legen Sie einfach ein Badetuch (oder auch zwei) auf die Steine, um die kleineren Fußmuskeln langsam aufzubauen. Das erleichtert die Gewöhnung.

Sobald Ihre Füße stärker und beweglicher sind, sollten Sie sich in den Garten hinauswagen und dort mit den Bewegungen experimentieren, die sich aus den unterschiedlichen Formen und Bodenbeschaffenheiten ergeben. Um auf der sicheren Seite zu sein, halten Sie vorher am besten nach Gegenständen Ausschau, auf die Sie auf keinen Fall treten wollen. Sie können sich auch eine kleine „Barfußecke" im Garten einrichten und diese abdecken, wenn Sie sie nicht benutzen, damit sich dorthin keine spitzen oder scharfen Gegenstände verirren können.

Das Wichtigste in Kürze

- Schaffen Sie einen sicheren Übungsbereich für nackte Füße, bevor Sie mit den Dehnungsübungen für gesunde Füße beginnen.
- Probieren Sie alle Übungen aus, um zu sehen, wie Sie bei den ersten Versuchen abschneiden. Merken Sie sich, was Ihnen leicht- und was Ihnen schwerfällt.
- Lassen Sie sich mit anspruchsvolleren Übungen so viel Zeit, wie Sie Ihrem körperlichen Empfinden nach brauchen.
- Es gibt verschiedene Möglichkeiten, die Intensität des in diesem Kapitel vorgestellten Übungsprogramms zu steigern: Sie können die Übungsdauer und die Anzahl der Wiederholungen erhöhen oder den Winkel der beschriebenen Fußstellung verändern, um die Dehnung anspruchsvoller zu machen.

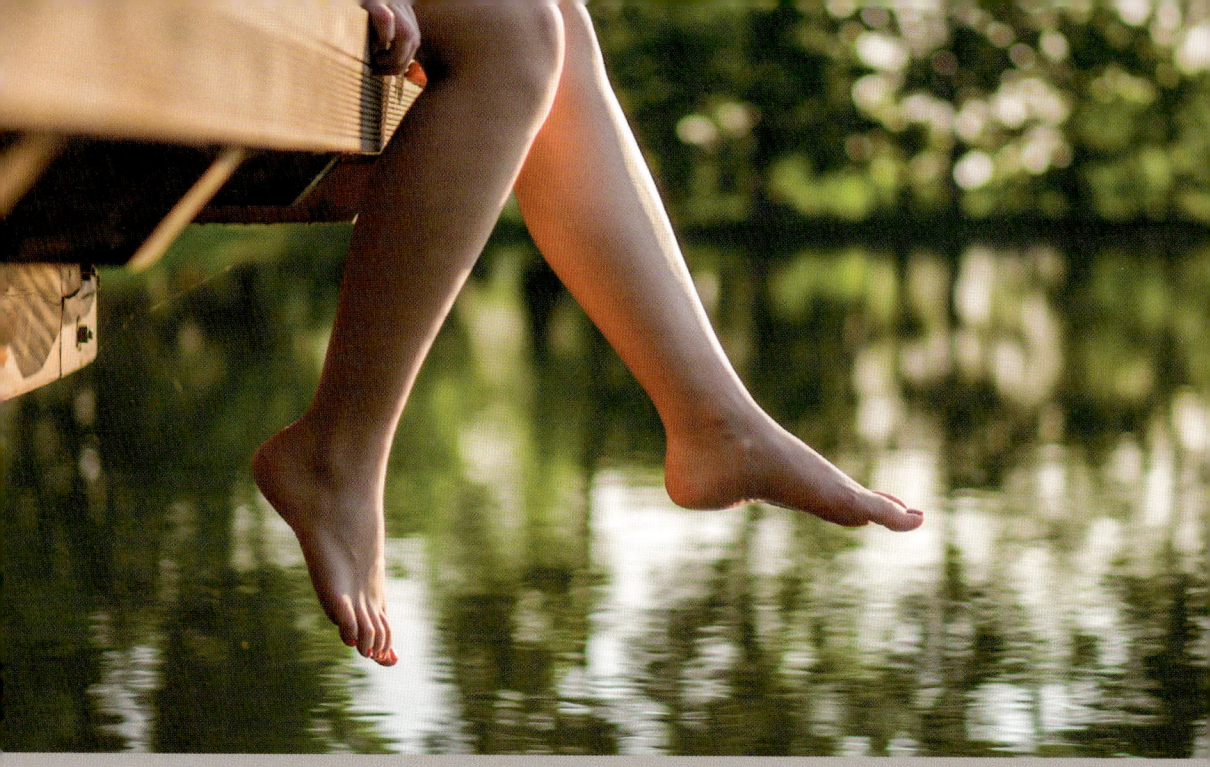

Der nächste (erste) Schritt

Müssen Sie den kompletten Inhalt Ihres Schuhschranks austauschen, wenn Sie gesunde Füße haben wollen? Sind schöne oder schicke Schuhe nun für immer tabu? Wie können Sie es schaffen, mehr Sport in Ihren straff organisierten Alltag einzubauen? Antworten auf all diese Fragen finden Sie in diesem Kapitel.

Wir nähern uns dem Ende dieses Buches und vielleicht stecken Sie in einem Dilemma. Sie begreifen nun, worum es für Sie geht, und wollen keine schmerzenden Füße mehr haben. Aber möglicherweise sind Sie, wie so viele Menschen, zwischen dem Wunsch nach Wohlbefinden und dem Respekt vor einigen vermeintlich größeren Gewohnheitsänderungen hin- und hergerissen. Schließlich laufen Sie schon seit geraumer Zeit in Schuhen – womöglich sogar in Schuhen, die Sie stark beeinträchtigen. Hier sind ein paar der üblichen Kommentare, die ich oft nach meinen Vorträgen zum Thema „Stöckelschuhkater" höre. Finden einige davon auch bei Ihnen Anklang?

- „Ich kann es mir weder leisten, mir komplett neue Schuhe zu kaufen, noch meine ganze Garderobe vom Schneider ändern und an die neuen, niedrigen Absätze anpassen zu lassen."
- „Ich liebe meine Schuhe. Ohne sie fühle ich mich klein, schwerfällig, pummelig, weniger elegant oder weniger professionell."
- „Ich schaffe es zeitlich nicht, ein vollständiges Trainingsprogramm für die Füße in meinen Alltag einzubauen."
- „Es ist viel einfacher, meine Probleme mit Medikamenten oder einer Operation zu lösen."

Und dann ist da noch die Sache mit dem Gangmuster. Ich weiß, Sie gehen schon Ihr Leben lang so, wie Sie eben gehen. Und jetzt komme ich daher und verlange von Ihnen, dass Sie die gewohnte Art und Weise *ändern*, wie Sie von einem Ort zum anderen kommen?

Ob Sie's glauben oder nicht, ich will Sie keineswegs überfordern. Wenn Sie den Eindruck haben, dass Sie, um wirklich gesund zu werden, riesige Hürden nehmen müssen, wird Sie dieser Gedanke davon abhalten, mit kleinen Veränderungen zu beginnen, die Ihnen Erleichterung verschaffen.

Unsere Kultur geht gern aufs Ganze. Und wenn es uns gesundheitlich besser gehen soll, streben wir oft nach großen Veränderungen in unseren Gewohnheiten. Wenn wir abnehmen wollen, machen wir eine zehntägige Saftfastenkur oder streichen alles vom Speiseplan, was irgendwie mit Kohlenhydraten zu tun hat. Wenn wir beschließen, sportlich aktiv zu sein, schließen wir einen Drei-Jahres-Vertrag in einem Fitnessstudio ab und kaufen ein Paar Laufschuhe für 180 Euro plus fünf schicke Sportgarnituren. Wo ist bei diesen Szenarien das Problem?

Die Veränderung ist einfach viel zu groß und der Misserfolg ist dementsprechend vorprogrammiert!

Jede Reise beginnt mit dem ersten Schritt …

Falls wir unsere ungesunde Ernährungsweise ändern wollen, haben wir die besten Chancen auf langfristigen Erfolg, wenn wir uns auf eine Sache konzentrieren, z. B. auf unseren Limonadenkonsum. Oder die vierte Tasse Kaffee. Wenn Sie mit Sport beginnen wollen, wie wäre es dann, jeden Tag ungefähr 1,5 Kilometer spazieren zu gehen und dann weiterzusehen? Sie wollen weniger gestresst sein? Eine realistische Lösung kann nicht sein, sich zu einem vierzigtägigen Retreat in Ihren Lieblings-Aschram in Indien zu begeben, sondern eine zehnminütige Stille – ohne Handy, ohne zu sprechen und ohne sich zu bewegen – in den Alltag einzubauen.

Bei gesundheitlichem Übereifer stürzen wir leicht ab – wie Kinder nach einem Zuckerexzess. Ich bitte Sie deshalb, den Einstieg in ein Fußtrainingsprogramm praktisch zu sehen. Im Grunde tun Sie bereits mit der Lektüre dieses Buches etwas für Ihre Gesundheit. Einer der schlimmsten Teufelskreise für Menschen mit chronischen Schmerzen beginnt, wenn sie sich als Opfer fühlen: „Wie konnte das nur passieren?" Ich hoffe, Sie wissen jetzt mehr über Ihre Füße und darüber, wie deren gesundheitliche Probleme entstehen, und sehen die Frage, wie es weitergehen soll, deshalb etwas entspannter.

Im alltäglichen Situationen üben

Wenn Sie bereit sind, probieren Sie einfach ein paar Übungen in diesem Buch aus. Ich empfehle Ihnen nicht, mit 30 bis 40 Minuten am Tag anzufangen. Dies ist keine Fitnessfibel, sondern eine Anleitung, wie Sie die Muskeln in Ihren Füßen austesten können. Diese korrigierenden Übungen verlangen keine großen körperlichen Anstrengungen. Sie lassen sich über den Tag verteilt in kurzen einminütigen Häppchen absolvieren. Ich verstehe, dass es nicht ganz einfach für Sie ist, eine große Lücke in Ihrem Terminkalender zu finden. Versuchen Sie deshalb, morgens und abends ein paar Übungen beim Zähneputzen zu machen.

Die folgenden Richtlinien für gesündere Füße lassen sich oft auch in ganz alltäglichen Situationen anwenden. Es kostet Sie nicht mehr Zeit, sondern nur etwas mehr Aufmerksamkeit, beim regelmäßigen Spaziergang auf Ihr gewohntes Gangmuster zu achten. Das Gleiche gilt für die Korrektur der Körperausrichtung, während Sie in der Bank oder im Lebensmittelgeschäft Schlange stehen. Sie können die Gesundheit Ihrer Füße einfach dadurch verbessern, dass Sie ihre konkrete Belastung in diesem Augenblick korrigieren.

Wie oft und wie lang muss ich üben?

Irgendwann in der jüngsten Geschichte unserer Kultur fingen wir an, zwischen Sport und Bewegung zu unterscheiden. Sport benötigt per definitionem einen strukturierten Zeitrahmen, eine Intensitätsstufe, eine bestimmte Anzahl von Wiederholungen pro Einheit und eine bestimmte Anzahl von Trainingseinheiten pro Woche.

Betrachtet man auch die richtige Ausrichtung als eine Reihe von „Trainingseinheiten", so schwingt die Vorstellung mit, man müsse nicht immer oder zumindest nicht so oft wie möglich über die Lage des eigenen Körpers im Raum nachdenken. Doch um etwas so Eingefleischtes wie ihre Bewegungsgewohnheiten ändern zu können, müssen Sie in der Bewegung darüber nachdenken. Und das bedeutet, Sie müssen die Ausrichtung Ihres Körpers sehr oft wahrnehmen – nicht nur, wenn Sie die Übungen machen.

Drei Grundsätze, die man beim Üben beherzigen sollte

Nachdem ich all das vorausgeschickt habe, gibt es drei allgemeine Richtlinien, um Ihr Gewebe eher früher als später zu verändern:

1. Arbeiten Sie darauf hin, alle Dehnübungen mindestens 1 Minute lang zu halten. Das klappt vielleicht nicht gleich von Anfang an. Es kann zudem vorkommen, dass die Muskeln protestieren und verkrampfen, doch das ist bei Übungsprogrammen aller Art recht normal. Hören Sie auf Ihren Körper, wenn es darum geht, die Intensität oder die Dauer einer Übung zu steigern oder zu reduzieren.
2. Je häufiger Sie üben, desto bessere Ergebnisse werden Sie erzielen. Machen Sie jede Übung wenigstens einmal am Tag – das ist das Minimum. Allerdings wäre es gut, sich durchschnittlich drei Durchgänge des Übungsprogramms anzugewöhnen. Sie werden merken, dass es durch die Verbesserungen nach jedem Durchgang von Runde zu Runde einfacher wird. Der Übungsteil am Ende dieses Buches ermöglicht Ihnen ein schnelles Nachschlagen (siehe Seite 114 ff.).
3. Machen Sie sich sowohl mit den Änderungen Ihres Gangbilds als auch mit den Grundlagen aller Dehnübungen vertraut und bauen Sie sie in Ihren Alltag ein. Sie werden wahrscheinlich ein Leben lang Schuhe tragen, und das bedeutet, Sie müssen auch lebenslang ein Trainingsprogramm für Ihre Füße absolvieren. Und vergessen Sie nicht: Die Fußmuskeln bestehen aus dem gleichen Gewebe wie alle anderen Muskeln Ihres Körper. Sie glauben doch schließlich nicht, Ihr Körper würde immer noch von dem Krafttraining profitieren, das Sie vor zehn Jahren einmal gemacht haben, oder? Dieses Muskelwissen gilt auch für die Füße. Darum üben Sie am besten immer fleißig weiter!

Und wann geht's mir endlich besser?

Die Antwort auf diese Frage lautet: Das kommt ganz auf Sie an. Wie lange es dauert, bis Ihre Muskeln stärker oder wieder so lang sind wie früher, hängt davon ab,

- in welchem Zustand sich Ihre Füße im Augenblick befinden;
- in welchen Schuhen Sie schon Ihr Leben lang gehen;
- wie lange Sie überhaupt schon Schuhe tragen;
- wie Ihr Gangbild aussieht;
- wie oft Sie Ihre Übungen machen

und wie oft Sie sich überhaupt bewegen;
- wie oft Sie wahrnehmen, welcher Teil der Füße gerade das Körpergewicht trägt und entsprechend darauf reagieren;
- welche Art von Schuhen Sie – wenn überhaupt – künftig tragen werden.

Bei vielen Erkrankungen kommt es sofort zu einer Schmerzlinderung. Wenn Sie es bislang beispielsweise gewohnt waren, einen bestimmten Fußabschnitt so stark mit Ihrem Körpergewicht zu belasten, dass dies zu Problemen geführt hat, kann der Druck bereits dadurch nachlassen und Ihre Situation verändern, dass Sie diesen Bereich entlasten.

Andere Leiden sind im Laufe von Jahren oder gar Jahrzehnten entstanden. Sie können die Biomechanik verändern und Verbesserungen auf zellulärer Ebene bewirken, die sich unter Umständen erst nach Jahren bemerkbar machen – obwohl die Schmerzen in der Zwischenzeit allmählich nachlassen dürften. Unabhängig von Ihrer persönlichen Erfahrung sollten Sie eines wissen: Ganz gleich, mit welchem Ziel Sie ursprünglich angetreten sind (z. B., um eine chronische Fußerkrankung zu heilen), Ihr neues Ziel kann lauten, jeden Tag ein wenig Zeit in gesündere Füße zu investieren.

Zu Beginn jedes Trainingsprogramms sind kleine Fortschrittsmarker auf dem Weg wichtig. Falls Sie sich vornehmen, 10 Kilogramm abzunehmen, und nur 5 Kilogramm schaffen, ist das Programm für Sie dann schon erfolglos? Natürlich nicht. Gehen Sie mit dieser Einstellung auch an die Ziele heran, die Sie mit Ihren Füßen verfolgen.

Falls Sie Schmerzen haben, bemerken Sie meist Veränderungen in der Häufigkeit, der Intensität und sogar dem Bereich der Beschwerden.

Der Realitäts-Check
Finden Sie anhand der folgenden drei Punkte heraus, ob und wie das Trainingsprogramm und das neue Schuhwerk den Zustand Ihrer Füße positiv beeinflussen:

1. *Häufigkeit:* Wie oft haben Sie Schmerzen?
2. *Intensität:* Verändern sich die Schmerzen auf einer Skala von 1 bis 10 oder bleiben sie immer gleich?
3. *Bereich:* Sitzt der Schmerz immer an der gleichen Stelle oder wird er in einem Bereich besser, um sich dafür anderswo im Fuß oder Unterschenkel bemerkbar zu machen?

Bringen Sie frischen Wind in Ihren Schuhschrank!

Sei es, dass Sie 10 Prozent Ihrer Gewohnheiten ändern wollen oder so begeistert sind, dass Sie gleich den kompletten Inhalt Ihres Schuhschranks austauschen – in beiden Fällen habe ich meine Arbeit gut gemacht.

Bei der Lektüre meiner Empfehlungen und Vorschläge werden Sie feststellen, dass Sie nicht alle Schuhe wegwerfen müssen, um eine Schmerzlinderung zu erfahren.

Wenn Sie bereit sind, neue Schuhe nach den Richtlinien für gesunde Füße (siehe Kapitel „Die Anatomie des Schuhs", Seite 48 ff.), zu kaufen, schlage ich vor, dass Sie sich für das Paar entscheiden, in dem Sie am meisten laufen werden. Bei Ihren Laufgewohnheiten finden Sie schließlich Ihre tief sitzenden Bewegungsmuster. Möglicherweise sind Sie versucht, sich ein Paar schicke flache Schuhe zu kaufen, in denen Sie ein- oder zweimal die Woche am Schreibtisch sitzen, statt flexibler Laufschuhe mit Minusabsatz, in denen Sie dreimal wöchentlich 3 Kilometer gehen. Wählen Sie Letztere.

Die beste Wahl ist der Schuh, den Sie am häufigsten tragen, und bei dem der größte Teil Ihres Gewichtes auf Ihre Füße kommt. Falls Sie sich beide Modelle leisten können, tun Sie das. Und falls Sie weder das eine noch das andere Paar kaufen können, werfen Sie einen Blick in Ihren Schrank und suchen Sie den Schuh heraus, der den derzeit akzeptabelsten Absatz und natürlich die breiteste Vorderkappe hat, und ernennen Sie ihn zu Ihrem neuen Standardmodell. Und machen Sie jeden Tag Ihre Übungen.

Feedback

„Mit dreizehn Jahren bekam ich mein erstes Paar hohe Schuhe. Ich dachte, ich sähe einfach entzückend aus, bis mich ein etwas älterer Typ auslachte, weil ich so merkwürdig daherwackelte. Ich war am Boden zerstört, aber wild entschlossen, und übte, bis ich schließlich darin gehen konnte. Ich war sogar in der Lage, mit Stöckelschuhen zu rennen. Aber ich kam einfach nicht dahinter, warum ich immer wieder Rückenschmerzen und schließlich einen Bandscheibenvorfall im Segment L5/S1 hatte (wo sonst?).

Ich absolvierte eine Ausbildung zur Chiropraktikerin, um etwas über die Wirbelsäule zu lernen. Dabei erfuhr ich auch eine Menge über den verführerischen, aber unheilvollen Stöckelschuh. Ich sagte schließlich den hohen Hacken Lebewohl, habe aber noch einige Paare in meinem Schrank versteckt, die nachts nach mir rufen."

Gayle I., Chiropraktikerin

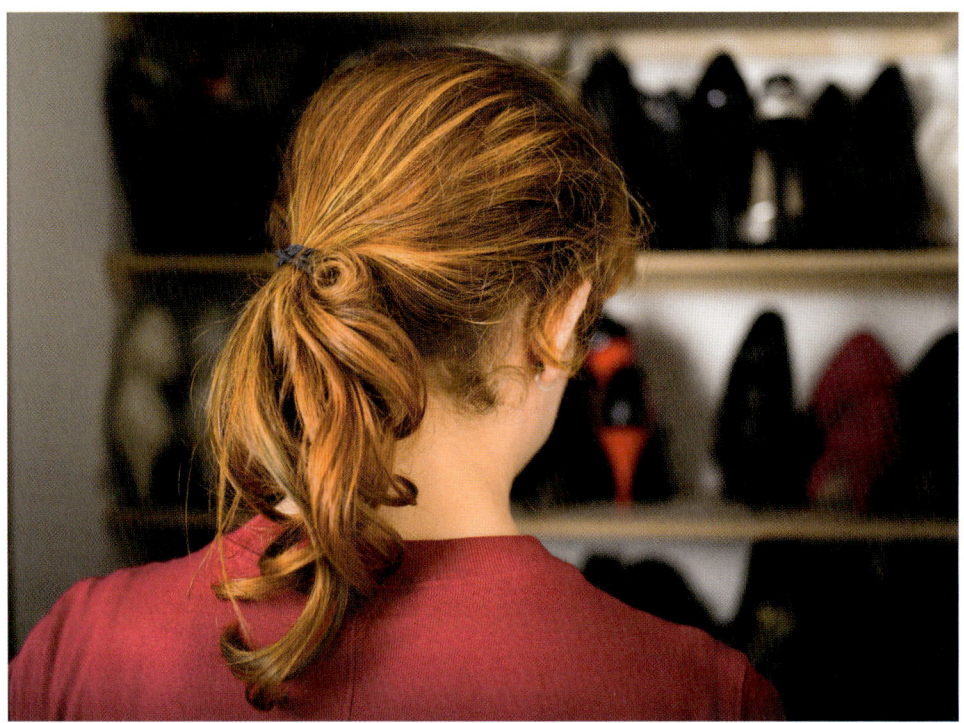

Hängt Ihr Herz noch an den „schicken" hohen Schuhen, obgleich Sie sie schon so lang nicht mehr getragen haben?

Hohe Schuhe nur zum Ansehen

Ich werde oft gefragt: „Tragen Sie denn überhaupt schicke, hohe Schuhe?" Folgende Antwort habe ich vor fünf Jahren gegeben: „Ich habe ein Paar goldene Riemchensandalen mit hohen Absätzen im Schrank. Ich besitze sie schon seit zehn Jahren und wenn ich Frühjahrsputz mache, den Kleiderschrank umräume oder umziehe, überlege ich jedes Mal, sie wegzugeben. Und dann behalte ich sie doch. Denn bei dem Gedanken, diese Schuhe zu tragen, fühle ich mich wie eine griechische Göttin. Ich stelle im Geiste mein Outfit zusammen, inklusive Kleid, Schmuck und Frisur. Falls Sie sich fragen, wie das aussieht: In meiner griechischen Fantasie fällt mein Haar wie bei einer Meerjungfrau in sanften Wellen bis zum Boden."

All das ist wahr, aber andererseits stimmt auch Folgendes: In Wirklichkeit habe ich diese Schuhe seit fünf Jahren nicht mehr angehabt. Das liegt vor allem daran, dass mir in meiner Fantasie nicht die Fußsohlen nach der Hälfte des Abends brennen und ich die goldenen Schuhe nicht gegen ein angestoßenes Ersatzpaar tauschen muss, das ich im Kofferraum des Wagens gefunden habe. Doch wenn ich in hohe Schuhe schlüpfe, passiert meist genau das.

Meine aktuelle Antwort lautet: „Inzwischen besitze ich gar keine hohen Schuhe mehr, weder dieses noch ein anderes Paar. Aber dank der vielen minimalistisch angehauchten Schuhe, die inzwischen auf dem Markt sind, habe ich ein heiß geliebtes Paar goldene Riemchensandalen ohne Absatz, das sowohl die Meerjungfrau als auch den Zweibeiner in mir beglückt."

Sich wohlfühlen, das hat oberste Priorität

Ich habe Kontakt zu vielen (und ich meine wirklich vielen!) Menschen, die wegen des Zustands ihrer Füße nicht mehr schmerzfrei laufen können. Sie haben zugenommen, weil sie nicht mehr gehen können. Oder die Unglücklichen kämpften lange Zeit mit Depressionen, weil jeder Schritt schmerzte.

Ich arbeite mit Senioren, die keinen normalen Alltag mehr aufrechterhalten können. Steife und schmerzende Füße stören ihr Gleichgewichtsempfinden so stark, dass sie bereits Gefahr laufen, zu stürzen, wenn sie nur durch die Wohnung gehen. Von den Menschen, die zu mir kommen, halten viele künstliche Hüft- und Kniegelenke, Fußoperationen und Kortisonspritzen für normal.

Ich selbst erwarte von meiner körperlichen Erfahrung mehr als das, was mir steife Schuhe mit Absatz bieten können. Ich laufe gern am Strand entlang. Ich unternehme mit meinen Kindern gern lange Wanderungen in freier Natur. Mein Wunsch nach langfristiger Beweglichkeit und Bewegung ist größer als mein Wunsch, Modefantasien auszuleben. Denn das fordert oft einen sehr hohen Preis in Form von Gelenkinstabilität, chronischen Schmerzen und eingeschränkter Bewegungsfähigkeit. Und die gute Nachricht lautet: Jeder von uns hat die Wahl, und je mehr wir wissen, desto besser können wir uns entscheiden.

Bei der Wahl des Schuhwerks verfahre ich folgendermaßen: Ich gehe oft barfuß, laufe und wandere so oft wie möglich in minimalen Schuhen (d. h. in Riemchenmodellen) und trage die restliche Zeit über flache Schuhe. Ich richte meine Aufmerksamkeit oft auf meine Körperhaltung und korrigiere sie, gehe viel, achte dabei auf meinen Gang und mache jeden Tag meine Übungen.

Sie können Ihr Bewegungsprogramm und Ihre Schuhkollektion so zusammenstellen, wie es am besten zu Ihnen passt, und dabei das *eigene Empfinden* als Hinweis für Korrekturen nutzen. Die Gesundheit ist wie ein Outfit: Sie können sie nach Belieben gestalten, solange Sie sich dabei wohlfühlen.

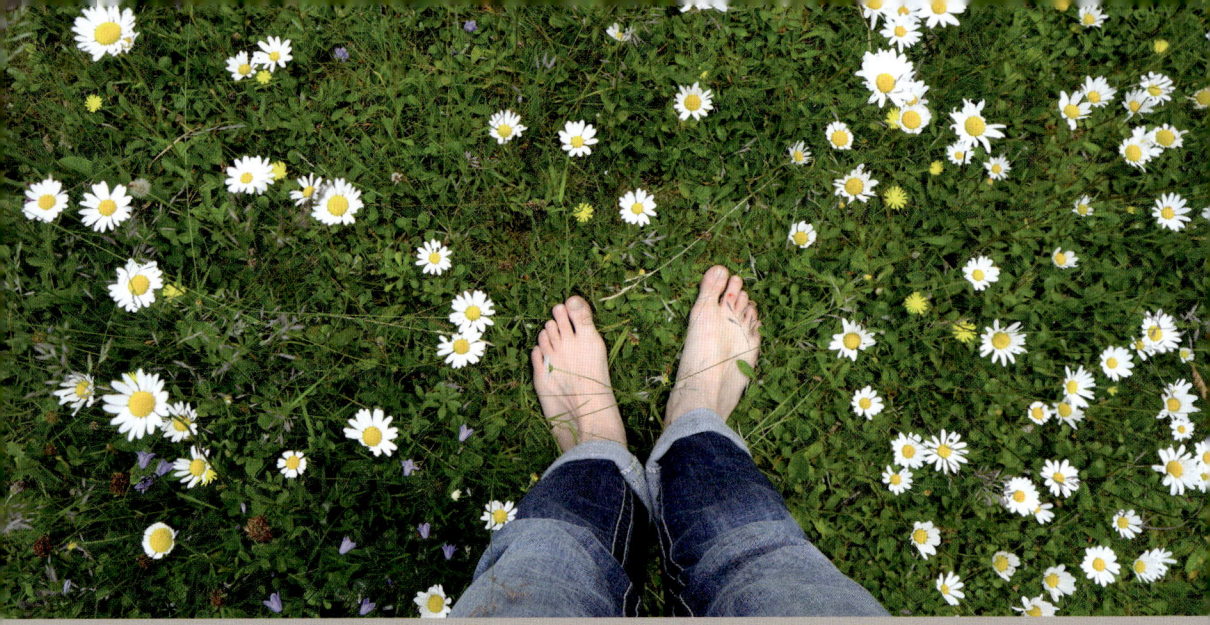

Hilfreiche Empfehlungen, Richtlinien und „Häufig gestellte Fragen"

Wie kann ich Fußschmerzen vorbeugen? Wie kann ich Freunde oder Angehörige bei der optimalen Fußentwicklung unterstützen? Welche Rolle spielt das Schuhwerk bei Schwangeren, Kindern und Senioren? Hier finden Sie wertvolle Richtlinien für verschiedene Altersgruppen und Lebensabschnitte. Lesen Sie, was für die Gesundheit Ihrer Füße (oder die Füße Ihrer Lieben) am besten ist.

Auf den folgenden Seiten finden Sie eine Zusammenfassung aller Themen, die in diesem Buch behandelt werden. Sie erfahren darüber hinaus, wie Sie mithilfe dieser Informationen logische und gesunde Entscheidungen im Hinblick auf Schuhwerk und Fußpflege treffen können. Fangen wir also am Anfang – ganz am Anfang – an ...

Man sollte meinen, der Zeitstrahl

zur Gesundheit und Entwicklung der Füße beginne in der Kindheit. Da die Entwicklung des Kindes jedoch so stark vom Verhalten der Eltern abhängig ist, setze ich mit meinen Empfehlungen bereits in der Schwangerschaft an. Es ist nie zu früh, ein gutes Vorbild zu sein. Möglicherweise wird Ihnen die Lektüre dieser zeitlichen Abläufe auch helfen, herauszufinden, wo es auf diesem Zeitstrahl zu einer Beeinträchtigung Ihrer persönlichen Fußentwicklung gekommen ist (sofern Sie dies noch nicht wissen).

Wenn Sie schwanger sind ...

Das zusätzliche Gewicht, das während der Schwangerschaft allein auf der Körpermitte lastet, soll im Folgenden zur Sprache kommen und darüber hinaus die Unbeweglichkeit in den letzten Schwangerschaftsmonaten, in denen es schwierig es ist, sich selbst die Schuhe anzuziehen. Dazu kommen noch die geschwollenen Fußgelenke. Ich könnte dann auch die Rückenschmerzen und die schwangerschaftsbedingten *Ischialgien* erwähnen, die heutzutage so häufig vorkommen.

All diese Beschwerden, die heute oft zu einer Schwangerschaft dazugehören, sind im Grunde keine unmittelbare Folge dieses Zustands. Sie ergeben sich aus dem zusätzlichen Gewicht, das auf einem Körper lastet, dessen Geometrie bereits durch das Schuhwerk verändert wurde. In dieser Phase entstehen im gesamten Körper geometrische Veränderungen. Deshalb ist sie ideal für die Entwicklung von unbewussten körperunterstützenden Gewohnheiten.

Muskeln, Gelenke und Bänder schonen

Das Schuhwerk verändert die Position der Gelenke von den Knöcheln bis zur Wirbelsäule (und weiter nach oben). Werden diese falsch ausgerichteten Körperabschnitte einer wachsenden Gewichtsbelastung ausgesetzt, entwickeln sich schneller Beschwerden in den Füßen (und den Unterschenkeln).

Weitere Überlegungen speziell zur Schwangerschaft betreffen mögliche Veränderungen der Beckenstellung durch das Schuhwerk. Ein falsch ausgerichtetes Becken kann die Beweglichkeit der Hüftmuskulatur sowie des Beckengürtels und damit wiederum die Mechanik der Geburt beeinflussen. Viele Frauen sind bereit, diverse Schwangerschaftsgymnastikkurse zu besuchen und etwas für die Beweglichkeit von Muskeln und Gelenken zu tun. Berücksichtigen Sie aber auch, was Sie an den Füßen tragen, und achten Sie darauf, dass Ihr Schuhwerk nicht ungewollt gegen Sie und Ihre Geburtsplanung arbeitet.

Aus Gründen der Annehmlichkeit, Gesundheit und besserer Biomechanik vor und während der Geburt sollten Sie sich an flache Schuhe halten (oder gewöhnen) und die Muskeln in den

Füßen, Unterschenkeln und hinteren Oberschenkeln fleißig lockern. Wenn Sie in der Schwangerschaft darauf achten, das Becken über den Fersen auszurichten, statt es vor sich herzutragen, verschaffen Sie sich damit einen zusätzlichen Vorteil. Sie können die Unterstützung nutzen, die Ihnen das Skelett angesichts der wachsenden Körperfülle bietet, statt das Gewicht bestimmten Muskeln und Bändern aufzubürden.

Gutes Schuhwerk für die Kinder

Die Kindheit ist ein guter Zeitpunkt, um die Informationen aus diesem Buch umzusetzen. Das Problem ist nur, dass Sie mittlerweile wahrscheinlich schon erwachsen sind. Und dass Sie möglicherweise längst eigene Kinder haben, die vielleicht selbst schon Kinder haben. So oder so, hier finden Sie viele gute Ratschläge, welches Schuhwerk für Kinder das richtige ist.

Bevor Sie sich jetzt auf die Suche nach den perfekten Schuhen für Ihre Kinder machen, möchte ich Ihnen laut und deutlich mit auf den Weg geben: Für eine korrekte Entwicklung des Fußes braucht es eigentlich *gar keine* Schuhe. Das mag all diejenigen überraschen, die in einem Haushalt aufgewachsen sind, in dem Schuhe Pflicht waren: „Geh niemals ohne Schuhe aus dem Haus!"

Der menschliche Fuß entwickelt sich ohne Schuhe prächtig – vielleicht sogar besser als mit Schuhen. Ich sage das trotz der schmerzlichen Erinnerung daran, dass bei einem Campingausflug ein Angelhaken aus meinem Fuß entfernt werden musste, und der (für mich) weniger schmerzlichen Erinnerung, dass meine Schwester einmal auf einen Nagel trat, der aus einem Holzbrett ragte. (Sie war damals ungefähr zehn Jahre alt und telefonierte gerade mit einem Jungen.) Der menschliche Fuß braucht keine Schuhe. Allerdings ist das für eine natürliche Fußentwicklung nötige Barfußgehen in der Realität nicht immer ganz ungefährlich, sofern man von künstlichen Böden und von Menschen verursachtem Müll umgeben ist.

Auch der kleine Fuß braucht Platz …

Mein Lösungsvorschlag: Sehen Sie sich Schuhe von speziellen Kindermarken an, die eine extrem hohe Flexibilität sowie reichlich Platz zum Zehenspreizen bieten. Und bedenken Sie, dass Kinder sehr schnell wachsen. Ein Schuh, der heute passt, ist morgen schon auf dem besten Wege, zu klein zu werden. Das kann natürlich teuer werden.

Ich arbeite mit vielen Erwachsenen, die sich daran erinnern können, dass sie die Schuhe ihrer Geschwister auftragen mussten. Sie zwängten sich hinein, zogen gegen Ende des Schuljahres die Zehen ein, um vorn nicht anzusto-

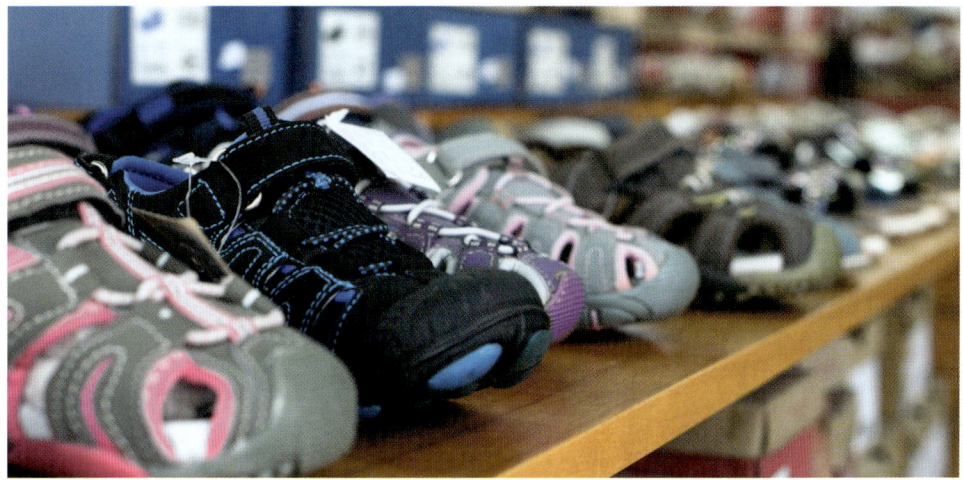

Spezielle Kinderschuhmarken bieten Schuhe für Ihre Kleinen an, die extrem flexible Sohlen haben und viel Platz für die Zehen.

ßen, und liefen im Sommer barfuß, bevor sie die Schuhe fürs nächste Jahr bekamen. Offenbar spielt beim Schuhkauf für Kinder die Jahreszeit immer noch eine größere Rolle als die Bedürfnisse der Füße. Aber vergessen Sie nicht: Ein Fuß braucht Platz, um sich bewegen und wachsen zu können.

... und auf keinen Fall einen Absatz!

Babys müssen sich sehr viel barfuß bewegen, vor allem wenn sie Krabbeln und Laufen lernen. In sehr kalten Klimazonen regeln Socken zwar die Temperatur, stören aber womöglich auch die motorische Entwicklung. Wenn Kleinkinder lernen, sich zu bewegen, erschweren Socken auf Fliesen- oder Parkettböden das Training der wichtigen „Abdruckphase" in der Entwicklung des menschlichen Gangmusters. Falls Sie schon einmal versucht haben, auf Eis oder Schnee voranzukommen, ohne hinzufallen, war Ihr Gangbild dabei sicherlich auch nicht optimal. Doch das offenbarte nur, wie Sie auf diesem Untergrund zurechtkamen.

Läuft man mit Socken über glatte Flächen (beides kommt in der Natur eher selten bis gar nicht vor), sind die Voraussetzungen ähnlich wie beim Gehen auf Eis. Glatte Flächen können die natürliche Entwicklung des Gangmusters empfindlich stören, weil sie neue, in der Natur unbekannte Kräfte ins Spiel bringen. Da muskuläre Bewegungsmuster häufig ein Leben lang erhalten bleiben, sollten Sie gut aufpassen, wenn Ihre Kleinen unterwegs sind, und nach Socken oder Bodenbelägen Ausschau halten, die Haftung bieten. Im Hinblick auf eine natürliche Bewegungsentwicklung lohnt sich die Mühe allemal.

Da wir gerade von Kindern sprechen: Unser Körper erreicht im Alter von ungefähr zwanzig Jahren seine maximale Knochendichte. Kinder bewegen sich ständig in aufrechter Haltung, sodass ihr Körper das Eigengewicht tragen muss und das Knochenwachstum angeregt wird. Sie haben sehr viel Energie und das natürliche Bedürfnis, aktiv zu sein. Gibt man ihnen in dieser für die Knochenentwicklung so wichtigen Phase Absätze unter die Füße, werden sie durch die geometrischen Veränderungen im Bereich des Knöchels möglicherweise ein Leben lang dafür bestraft.

Die Knochenreserven lassen sich leider nicht über das in dieser Entwicklungsphase festgelegte Maximalmaß auffüllen. Ich rate Ihnen daher, Kindermodetrends zugunsten einer langfristigen Gesundheit des Skeletts zu ignorieren. Sobald Ihre Kinder älter sind, können sie die Schuhauswahl selbst treffen.

Passende Schuhe fürs Büro

Ich gebe oft Zeitschrifteninterviews und werde immer um Tipps für Frauen gebeten, „die schicke, hohe Schuhe tragen *müssen*". Natürlich bin ich dazu jederzeit bereit, würde aber

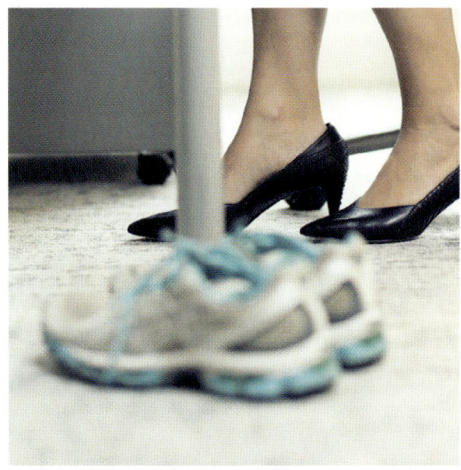

Tragen Sie im Büro regelmäßig Schuhe mit Absätzen, dann sind die Fußübungen umso wichtiger für Sie!

wirklich gern wissen, wer eigentlich von Frauen verlangt, Schuhe mit Absätzen zu tragen. Im Ernst, wenn der Passus „... muss Schuhe mit Absätzen tragen" in Ihrem Arbeitsvertrag stehen würde, wäre womöglich die Bundesanstalt für Arbeitsschutz und Arbeitsmedizin genau die richtige Adresse für Sie.

Falls Sie, davon einmal abgesehen, hohe Schuhe tragen, weil Sie das Gefühl haben, dadurch professioneller zu wirken, werden Sie die Übungen in diesem Buch deutlich regelmäßiger machen müssen. Sie sollen Ihnen dabei helfen, das Gewebe zu dehnen und zu kräftigen, das am häufigsten durch bestimmte Schuheigenschaften verkürzt und geschwächt wird. Aber bedenken Sie: Sobald Sie wieder in

Schuhe steigen, die die Geometrie Ihres Körpers verändern, verkürzt sich das Gewebe erneut, das Sie gerade mühevoll gedehnt haben.

Tragen Sie vorwiegend Schuhe mit Absätzen – haben also nicht nur Ihre Büro- und Freizeitschuhe eine Fersenerhöhung, sondern sind auch Ihre Sportschuhe im Fersenbereich mindestens 2,5 Zentimeter erhöht –, dauert die Überwindung von ernsthaften Fußbeschwerden erheblich länger.

Schneller geht's mit folgenden **Tipps**:

- Besorgen Sie sich ein Paar flache Laufschuhe, damit Ihre Spaziergänge nicht nur Ihren Trainingszustand, sondern auch die Funktion Ihrer Füße verbessern.
- Deponieren Sie ein Paar flache Schuhe unter Ihrem Schreibtisch. Sobald Sie dann etwas im Haus zu erledigen haben oder sich Ihre Füße in den Schuhen des Tages eingeengt fühlen, schlüpfen Sie in das Ersatzpaar. Ich habe festgestellt, dass flache Lederschuhe in einer neutralen Farbe fast immer zur Business-Garderobe passen.
- Unterbrechen Sie Ihren Arbeitstag für ein paar 3- bis 5-minütige Übungspausen. Um die Übungen jederzeit zur Hand zu haben, können Sie den Übungsteil dieses Buches kopieren (siehe Seite 114 ff.) und die Kopie in Ihre Schreibtischschublade legen.
- Kaufen Sie sich Zehenspreizersocken oder Zehenspreizer und schlüpfen Sie hinein, wenn Sie von der Arbeit nach Hause kommen. So werden Ihre Zehen erheblich länger gespreizt, als wenn Sie nur ab und zu die Übungen machen.

Die richtigen Schuhe für Senioren

Bei wissenschaftlichen Untersuchungen des Schuhwerks stehen häufig Erwachsene fortgeschrittenen Alters im Mittelpunkt. Aus welchem Grund? Bei dieser Bevölkerungsgruppe gehen Fußschmerzen oft mit einem Mangel an Beweglichkeit, Balance und Selbstsicherheit einher und Forscher suchen nach Möglichkeiten, diese Situation zu verbessern. Eine der interessanten Erkenntnisse dieser Studien ist, dass sowohl ältere Männer als auch Frauen oft schlecht sitzende Schuhe tragen. Durch die jahrelange Belastung (und Fehlbelastung) verändern sich Form und Größe der Füße. Problematisch ist, dass Senioren häufig immer dieselben Schuhe tragen oder neue Schuhe kaufen, ohne ihre Füße vermessen zu lassen, um zu prüfen, wie diese sich verändert haben.

Wichtig: Barfußtraining und Gleichgewichtsübungen

Senioren wird in vielen Fällen empfohlen, stabiles Schuhwerk zu kaufen, also Schuhe mit begrenzt flexibler Sohle – sehr flach, sehr fest etc. Diese Empfehlung ist angemessen bei jemandem, der nichts tut, um die Gesundheit seiner Muskeln durch regelmäßige Bewegung, Gleichgewichtstherapie oder spezielle Bewegungskurse aktiv zu verbessern. Nur ein schmaler Grat trennt allerdings das Bemühen, eine stabile Umgebung zu schaffen, um Verletzungen zu verhindern, von dem Umstand, dass diese Maßnahme die Entwicklung der Muskeln auch behindern kann.

Die goldene Mitte liegt meiner Ansicht nach darin, sichere Voraussetzungen für das Barfußtraining und für Übungen zur Verbesserung des Gleichgewichts zu schaffen und ansonsten im Wesentlichen zwei Arten von Schuhen zu tragen: Das eine Paar sollte etwas flexibler sein, um achtsame Trainingseinheiten zur Verbesserung des Gangbilds zu ermöglichen; das andere sollte etwas stabiler sein für all die Situationen, in denen mehrere Aufgaben gleichzeitig zu bewältigen sind und es deshalb schwierig ist, auf die Bodenbeschaffenheit etc. zu achten.

Eine einfache Übung für mehr Gleichgewicht

Stellen Sie sich barfuß aufrecht hin und halten Sie sich locker an einer Stuhllehne fest. Richten Sie die Hüfte so aus, dass sie unmittelbar über den Fußgelenken steht. Wenn Sie die Zehen anheben und damit wackeln können, ist das Gewicht weit genug über den Fersen.

Beim Üben bleiben beide Beine gestreckt (es ist wichtig, dass die Beine nicht angewinkelt werden). Drücken Sie das rechte Bein fest in den Boden, sodass sich die linke Hüfte und das linke Bein leicht anheben. Ich wiederhole (weil ich weiß, dass Ihre Knie versuchen werden zu schummeln!): Winkeln Sie die Knie nicht an.

Arme und Schultern bleiben entspannt. Beobachten Sie, ob der rechte Fuß und das rechte Fußgelenk ruhig bleiben. Wiederholen Sie das Ganze mit dem linken Bein. Machen Sie die Übung regelmäßig, bis Sie das Gleichgewicht besser halten und ruhig (mit entspannten Schultern, Hals, Gesicht etc.) auf einem Bein stehen können.

Zwar ist dies eine ganz einfache Übung, aber offen gesagt merken viele Menschen erst, wenn sie ihr Gleichgewicht auf die Probe stellen, wie sehr unbewegliche Füße zu ihrer Instabilität beitragen.

Immer und überall barfuß gehen

Als die erste Ausgabe dieses Buches erschien, war die „Barfußbewegung" noch ganz neu. Einige gute Bücher und Zeitschriften sowie sehr viele schmerzende Füße haben jedoch dafür gesorgt, dass sie in den letzten Jahren so populär geworden ist. Früher ging man stets davon aus, Schuhe seien das Beste für unsere Fußgesundheit. Neuste Forschungen haben jedoch ergeben, dass es

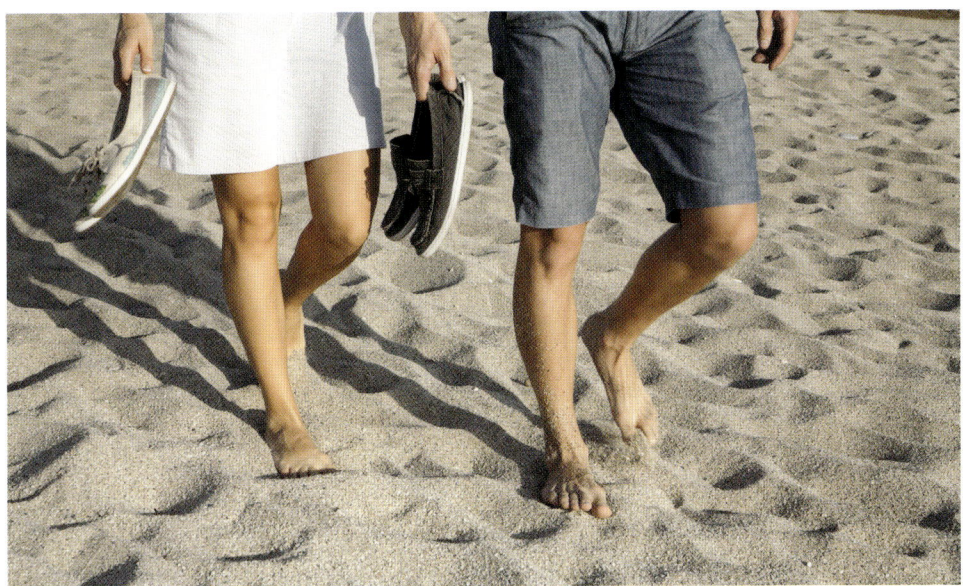

Auf natürlichem Grund barfuß zu gehen, das trainiert und massiert unseren ganzen Fuß.

eine für den Körper optimale Balance zwischen dem Schuhetragen (in gefährlichen Situationen) und dem Barfußgehen (die restliche Zeit über) gibt.

Ich finde die Barfußbewegung wirklich toll, aber am allerliebsten wäre es mir gewesen, wenn sie schon vor ungefähr hundert Jahren eingesetzt hätte – bevor unsere Umwelt mit Beton und Asphalt zugepflastert wurde. Selbstverständlich müssen alle Teile des Fußes bewegt werden, damit er im Ganzen optimal funktioniert. Und genauso selbstverständlich bedeutet das nicht nur, „ohne Schuhe" zu gehen, sondern auch auf einem natürlichem Untergrund – der nachgibt und in Form, Gefälle und Beschaffenheit variiert.

Doch wir sollten klug trainieren und logisch an die Sache herangehen. Um Ihre Füße natürlich zu bewegen und eine optimale Gesundheit zu erreichen, sollten Sie in natürlicher Umgebung spazieren gehen. Schuhe schützen uns schon seit geraumer Zeit vor unserer übertrieben starren Umgebung, und es wird eine Weile (vielleicht sogar Jahre) dauern, bis Ihre Füße wieder voll funktionsfähig sind. Damit sich ihr Gesundheitszustand schnell bessert, rate ich dringend zu einem Übungsplan, der sowohl die Funktion und den Bewegungsumfang der intrinsischen Fußmuskulatur verbessert als auch die extrinsische Fußmuskulatur, die Unterschenkel- und Oberschenkelmuskeln angemessen dehnt.

Auch Barfußschuhe muss man „einlaufen"

Ich beobachte regelmäßig, wie Menschen sich für den neuesten Trainingstrend begeistern. Sie flitzen los und kaufen Schuhe, die das Barfußlaufen simulieren, um „gesundheitsverträglicher" zu laufen. Dann streifen sie die neuen Schuhe über Füße, denen es nicht nur an motorischen Fähigkeiten, sondern auch an Kraft fehlt, und starten zu einer langen Laufeinheit auf den geteerten Straßen ihres Viertels. Dabei lassen sie bei jedem Schritt unbewusst den Oberkörper nach vorn fallen, sodass bei jedem Aufprall noch stärkere Kräfte auf die Füße wirken.

Sie wollen barfuß laufen? Die folgenden Leitlinien ermöglichen den langsamen Übergang vom Schuhträger zum Minimalisten:

- Fangen Sie an, die Fersen, den Mittelfuß, den Vorfuß und die Zehen täglich zu dehnen und zu massieren.
- Machen Sie Ihre Fußübungen – und üben Sie fleißig weiter. Das meine ich ganz ernst. Üben Sie so oft wie möglich.
- Verstehen Sie, dass auch die Hüftmuskeln zur Stabilisierung der Fußstellung beitragen, und optimieren Sie die Kraft der seitlichen Hüfte (auch *Iliotibial-* oder IT-Band genannt), der hinteren Oberschenkelmuskeln, der Gesäßmuskeln und der Adduktoren (Oberschenkelinnenseiten) mit Übungen zur Dehnung sowie für einen vollständigen Bewegungsumfang. Verspannte Hüften können Beweglichkeit und Funktion der Füße einschränken.
- Kaufen Sie sich einen superflexiblen Schuh mit minimalem (oder besser, gar keinem) Absatz.
- Beschäftigen Sie sich mit der Gesamtausrichtung Ihres Körpers und der Mechanik des Gehens, bevor Sie in Barfußschuhe schlüpfen. Fachärzte für Fußheilkunde (*Podiatrie*) verzeichnen einen enormen Zuwachs an Vorfußfrakturen bei Menschen (sogar bei sehr erfahrenen Läufern), die mit zu großer Wucht mit dem Vorfuß aufkommen. Beim Gehen sollte man von den Fersen zu den Zehen abrollen, statt auf dem Vorfuß zu landen. Beim Laufen sollte man auf einen natürlichen Untergrund sowie auf die korrekte Verteilung des Körpergewichts achten (ohne sich mit dem Oberkörper nach vorn zu lehnen).
- Wenn Sie sich Barfußschuhe zulegen, gehen Sie lieber damit. Falls Sie doch damit laufen wollen, sollten Sie zunächst Ihr Gehpensum mindestens ein Jahr lang steigern, bevor Sie auch nur ans Laufen denken.
- Absolvieren Sie Ihr Pensum auf natürlichem Untergrund mit Höhenunterschieden und felsigen Hindernissen. Der Asphaltdschungel ist kein natürlicher Untergrund; er kann wegen seiner Härte und seiner Hafteigenschaften für den menschlichen Körper nur unnatürlich und ungesund sein.

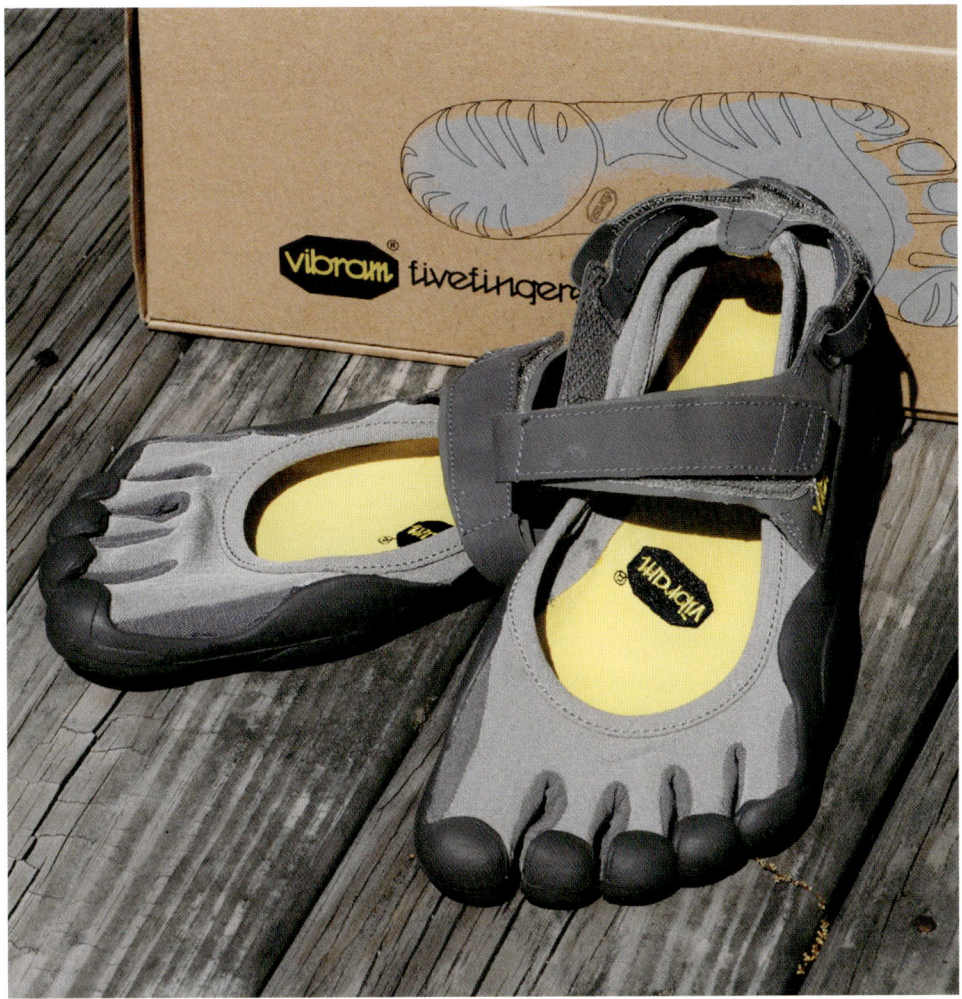

Wer auf Barfußschuhe umsteigen will, muss ein paar wichtige Leitlinien beachten.

Tipp: Da sich immer mehr Menschen der nachlassenden Kraft ihrer Füße bewusst werden, schießen Barfußparks oder Outdoor-Anlagen mit abfallfreien Wegen, Kiesflächen und vielen natürlichen Hindernissen, die das Gleichgewicht fordern, wie Pilze aus dem Boden. Im Augenblick gibt es diese Anlagen hauptsächlich in Europa. Es bleibt zu hoffen, dass man ihre Bedeutung erkennt und entsprechende Bereiche in Schulen und öffentlichen Parks auf der ganzen beschuhten Welt einrichtet.

Häufig gestellte Fragen

Einige Fragen zu Füßen, Schuhwerk und besonderen Situationen werden mir immer wieder gestellt. Ich hoffe, auch Ihr Anliegen wird auf den folgenden Seiten beantwortet!

Und was ist mit den passenden Gelegenheiten für …?

… Flipflops®?

Aber natürlich. Als schlichter Schutz für die Füße in einem öffentlichen Badebereich, für den Ein- und Ausstieg in den Pool oder den Strandspaziergang sind diese bikiniähnlichen Schuhe durchaus in Ordnung. Flipflops® entfalten ihre negative Wirkung erst bei häufigem Tragen, da dann ein bestimmtes Aktivierungsmuster der Muskeln entsteht.

Wenn Sie das luftige Tragegefühl von Flipflops® schätzen, machen Sie sich auf die Suche nach Schuhen mit minimalem, aber gut konstruiertem Schaft, der den Fußrücken reichlich Luft zum Atmen lässt, ohne Veränderungen des Schritts oder der neuronalen Aktivierungsmuster des Fußes (also welche Nerven in einem bestimmten Zusammenhang aktiviert werden) heraufzubeschwören. Viele Outdoor-Schuhproduzenten bieten Bade- und Strandmodelle an, die die Füße beim Wassersport und bei Freiluftaktivitäten schützen, dabei aber erheblich komfortabler sind als schwere geschlossene Schuhe.

… High Heels?

An diesem Punkt denken Sie sicher, ich hätte etwas gegen Modetrends. Aber da liegen Sie vollkommen falsch. Ich liebe hübsche Schuhe wie jeder andere Mensch auch. Aber zufällig liebe ich die natürliche Geometrie des menschlichen Körpers noch viel mehr. Es ist in Ordnung, zu besonderen Anlässen hohe Schuhe zu tragen. Ich wiederhole noch einmal, dass langfristige Schäden nur entstehen, wenn das Tragen von High Heels zur Gewohnheit wird.

Und sollten Sie doch einmal auf hohen Absätzen um die Häuser ziehen, so werden Sie am nächsten Tag höchstwahrscheinlich mit einem „Stöckelschuhkater" zu kämpfen haben. Er kann sich bei Füßen, die nicht an „Killerschuhe" gewöhnt sind, am nächsten Tag in Form von Blasen, Vorfußbrennen, wunden Zehen, schmerzempfindlichen Unterschenkeln, Wadenkrämpfen oder Rückenschmerzen bemerkbar machen.

Nehmen Sie sich Zeit für ein paar sanfte Durchläufe durch das Übungsprogramm. Um Ihre Fußmuskulatur gut zu lockern, machen Sie am besten pro Stöckelschuhstunde fünf Minuten lang Fußübungen. Danach kann die Haut an den Füßen noch empfindlich sein, aber den Muskeln sollte es deutlich besser gehen.

PS: Falls Sie sich in hohe Schuhen das Fußgelenk verstauchen, sollten Sie es mich lieber nicht wissen lassen. Ich werde Ihnen dann nur entgegnen: „Ich hab's ja gesagt", und Ihnen nahelegen, Ihre Übungen zu machen, sobald die Sache wieder im Lot ist.

Was mache ich nun mit meinen Einlagen?
Gelingt es dem Fußgewebe nicht, seine strukturelle Integrität zu wahren, können sich einzelne Elemente wie etwa die Fußgelenke verschieben. Sie bilden das untere Ende einer langen Gelenkkette. Verändert sich ihre Lage, kann es zu einer Kettenreaktion kommen, die sich auch auf Knie und Hüften auswirkt.

Die Hüftbewegung kann ihrerseits Beckenbodenmuskulatur, Bauchmuskeln und Wirbelsäule beeinflussen, da viele dieser Muskeln an den Knochen der Beine ansetzen.

Machen nun die Füße ihren Job nicht, so sollte das unbedingt korrigiert werden. Orthopädische Einlagen sind eine Möglichkeit, den Kollaps der Gesamtstruktur zu verhindern, dienen allerdings nicht der Kräftigung der Füße. Im Grunde übernehmen sie lediglich die Aufgabe der Muskulatur, die Knochen zu stützen.

Da Sie bis hierher gelesen haben, werden Sie vermutlich schon wissen, was ich Ihnen gleich zu sagen habe: Dass Sie Ihre Einlagen tragen, aber zusätzlich in Betracht ziehen sollten, mit einem Kräftigungsprogramm für Ihre Füße anzufangen.

Ich trage schon sehr lange Schuhe mit Absätzen. Kann ich nun gefahrlos auf flaches Schuhwerk umsteigen?
Falls Sie schon lange Schuhe mit hohen Absätzen tragen, wird es eine Weile dauern, bis sich Ihr Gewebe so weit entspannt, dass Sie bequem und gefahrlos in niedrigeren Schuhen gehen können. Bevor Sie etwas an Ihrem Schuhwerk verändern, sollten Sie mit dem Fußtrainingsprogramm in diesem Buch beginnen, um Ihr Gewebe schrittweise darauf vorzubereiten. Die Wadendehnung öffnet vielen wirklich die Augen. Wenn sich Ihre Waden mit der entsprechenden Übung in diesem Buch kaum dehnen lassen, sollten Sie etwas warten, bevor Sie in andere Schuhe schlüpfen.

Wählen Sie trotzdem das Modell mit dem niedrigsten Absatz, in dem Sie sich körperlich noch wohlfühlen, und erklären Sie diese Höhe zu Ihrem neuen Maximum. Danach arbeiten Sie sich von dieser neuen Absatzhöhe zu immer flacheren Schuhen vor. Machen Sie den Fortschritt davon abhängig, wie lange Sie Ihre Fußmuskulatur trainieren und wie oft Sie Ihr Gangmuster regelmäßig überprüfen.

Warum empfiehlt mein Arzt Absätze bei Plantarfasziitis?
Das ist eine alte und schnelle „Lösung" bei Schmerzen infolge extremer Spannungen in Unterschenkel, Achillessehne oder Ferse. Die Begründung lautet: Da das Gewebe so verhärtet ist, dass es bereits durch das Absenken der

Ferse im normalen Gangzyklus gezerrt wird, sollte man tunlichst vermeiden, dass die Ferse den Boden berührt (d. h. Schuhe tragen, die dafür sorgen).

Wenn Sie nichts an Ihrem Gangmuster ändern, das die Fehlbelastung der Gewebe in den Füßen und Unterschenkeln und damit auch die Spannungen verursacht, wird das Problem immer schlimmer, bis Sie wieder am Anfang stehen – und wieder Schmerzen haben.

Was ist jedoch nun zu tun? Falls Sie derzeit nur auf Absätzen gehen können, sehen Sie sich bitte die Empfehlungen für langjährige Absatzträger zu Beginn dieses Kapitels an. Das Geheimnis einer erfolgreichen Problembeseitigung ist Fleiß. Sie müssen regelmäßig üben und darauf achten, wie Sie Ihren Körper im Stehen und Gehen ausrichten.

Kann ich die meiste Zeit Schuhe tragen, die gut für meine Füße sind, und trotzdem ein paar alte Gewohnheiten beibehalten? Macht das überhaupt einen Unterschied?

Vergessen Sie nicht: Die von Absätzen verursachten Veränderungen ähneln physiologischen Veränderungen nach einem besonders köstlichen Dessert, wie einer Crème brûlée. Wenn Sie von Zeit zu Zeit einmal eine Crème brûlée essen, heißt das noch lang nicht, dass Sie Ihren Vorsatz aufgegeben hätten, sich die meiste Zeit über gesund zu ernähren. Das Gleiche gilt für Ihr Schuhwerk. Wenn Sie da einmal „schlemmen", ist das auch nicht anders – es ist nur eine kleine Leckerei. Anschließend gehen Sie nach Hause und gleichen diese mit Ihren Fußübungen wieder aus. Schuhe mit Null- oder Minusabsatz (siehe Bezugsquellen, Seite 118) sind immer eine Wohltat für Ihre Füße, selbst wenn Sie gelegentlich in einem schicken, aber ungesunden Schuh schwelgen!

Das Wichtigste in Kürze

- Wählen Sie Ihr Schuhwerk stets mit Bedacht – sein Einfluss beschränkt sich nicht nur auf Ihre Füße.
- Es ist wichtig, auch für Kinder zu geeignetem Schuhwerk zu greifen, da in dieser Zeit Gewohnheiten und Gewebe gebildet werden, die sie ein Leben lang begleiten.
- Jeder Schuh hat seine eigene Zeit und seinen Ort – doch das geht mit der entsprechenden Notwendigkeit einher, seine ungesunden Nebenwirkungen mit Übungen und anderen Maßnahmen auszugleichen.
- Da jeder Mensch ein einzigartiges „Fußgebrauchsmuster" hat, sollten Sie Ihr Übungsprogramm an Ihre aktuellen Gegebenheiten anpassen und Ihr Schuhwerk schrittweise gegen gesundes Schuhwerk austauschen. Das gilt vor allem bei besonders tief sitzenden Spannungsmustern der Fußmuskulatur.

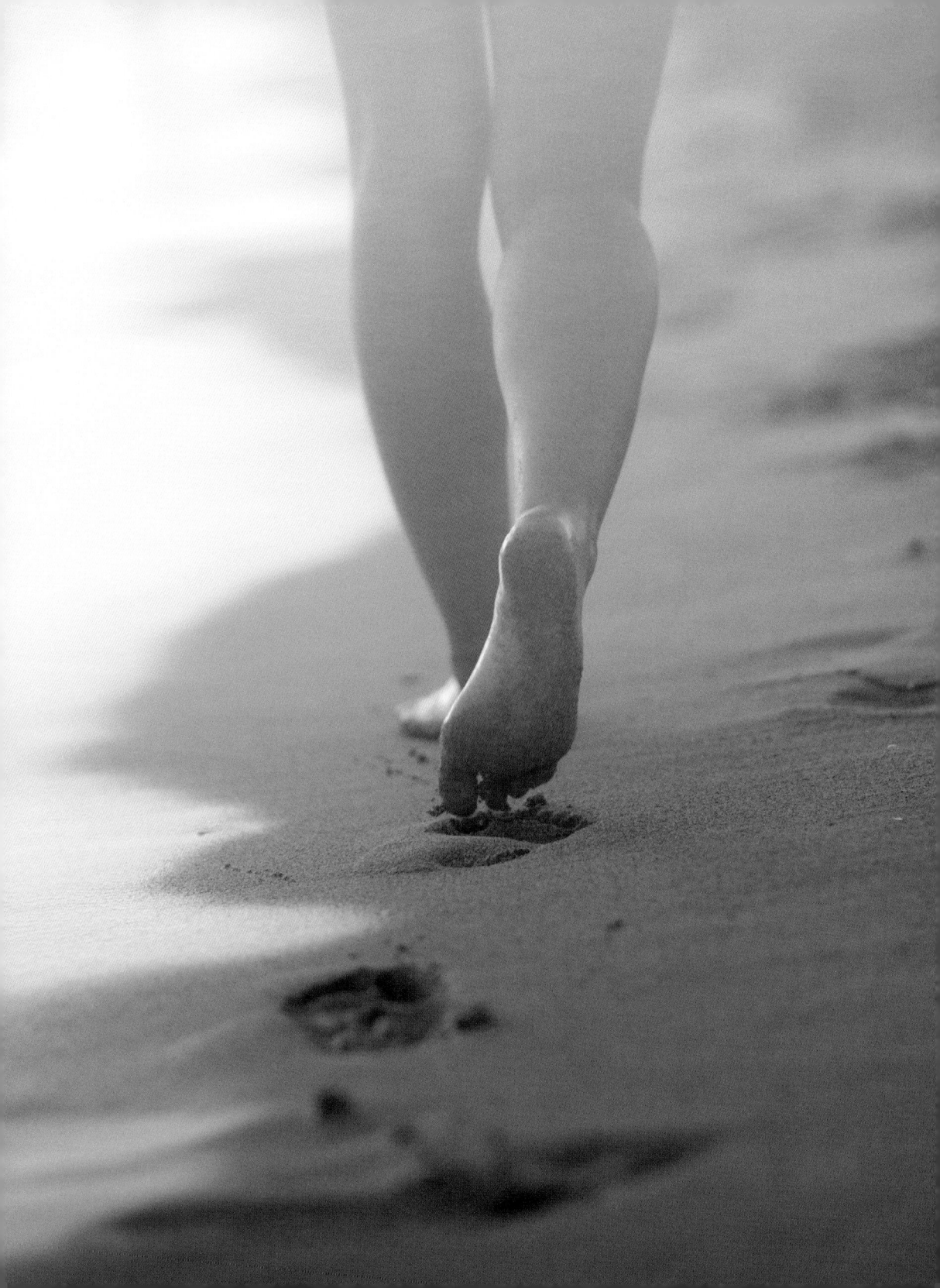

Anhang

Dehnübungen und Haltungskorrekturen für dauerhaft gesunde Füße – Ein komplettes Workout

Hier finden Sie die Übungen aus dem Kapitel „Fitness für Ihre Füße" (Seite 76 ff.) sowie zwei weitere für die Ausrichtung Ihrer Füße und Ihres gesamten Körpers in der passenden Reihenfolge für ein vollständiges Fuß-Workout.

1. Die Füße gerade ausrichten

Richten Sie die *Außenkanten* der Füße an geraden Linien, z. B. an den Dielen eines Holzfußbodens aus. (Es ist in Ordnung, wenn Ihre Füße dabei teilweise über die Linie hinausragen.)

Machen Sie sich keine Sorgen, wenn Ihre Zehen sich jetzt nach innen drehen. Ihre Ausrichtung wird sich im Laufe der Zeit und mithilfe der Übungen korrigieren.

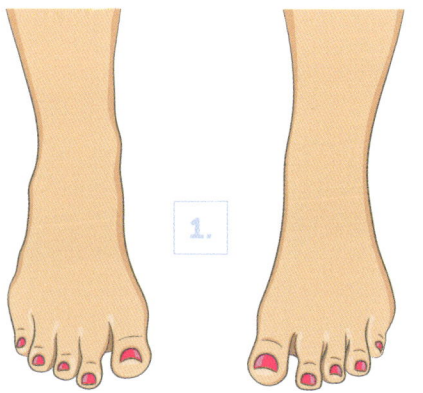

2. Hüften und Fußgelenke auf eine Linie bringen

Stellen Sie sich seitlich vor einen Spiegel und halten Sie einen Zollstock ab Hüfthöhe senkrecht nach unten. (Siehe schwarze Linie, Abbildung auf der rechten Seite oben)

Richten Sie nun das Fußgelenk am unteren Ende des Zollstocks aus und die seitliche Beckenmitte am oberen Ende der senkrechten Linie.

Strecken Sie die Beine, ohne dabei die Kniescheiben hochzuziehen.

3. Die Zehen aktiv spreizen

(Siehe auch Übung 11, Seite 87 f.)

Setzen oder stellen Sie sich aufrecht hin und richten Sie die Füße gerade aus.

Üben Sie, die Zehen einzeln zu spreizen. Sie sollten sich dabei auseinander, nicht auf und ab bewegen.

Mit den Zehen des anderen Fußes wiederholen.

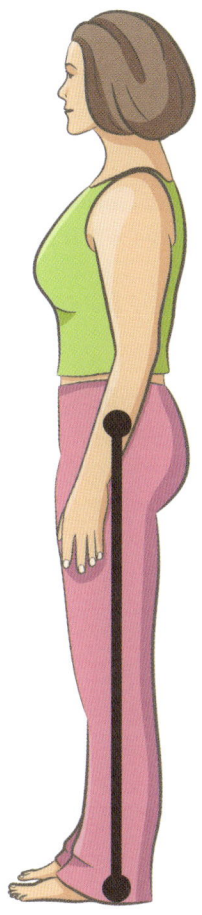

4. Die Waden dehnen
(Siehe auch Übung 1, Seite 79 ff.)

Stellen Sie einen Fuß mit dem Ballen auf eine Handtuchrolle und lassen Sie die Ferse zum Boden sinken.

Machen Sie mit dem anderen Fuß einen Schritt nach vorn.

Die Füße sind dabei gerade ausgerichtet, die Knie gestreckt und die Hüfte steht senkrecht über dem hinteren Fußgelenk.

Mit dem anderen Fuß wiederholen.

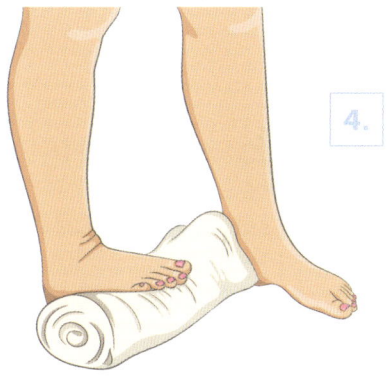

5. Die „Greifmuskeln" dehnen
(Siehe auch Übung 2, Seite 81 ff.)

Bringen Sie einen Fuß mit der Oberseite (dem Fußrücken) zum Boden und beginnen Sie die Dehnung zunächst mit den Zehenspitzen. Die Ferse bleibt mittig ausgerichtet.

Schieben Sie das Bein aus der Hüfte gestreckt nach hinten, um die Dehnung zu verstärken. Wiederholen Sie die Übung mit dem anderen Fuß.

Mit dem anderen Fuß wiederholen.

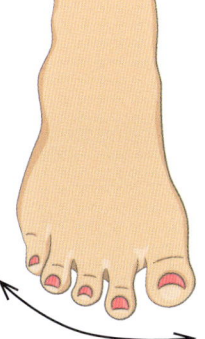

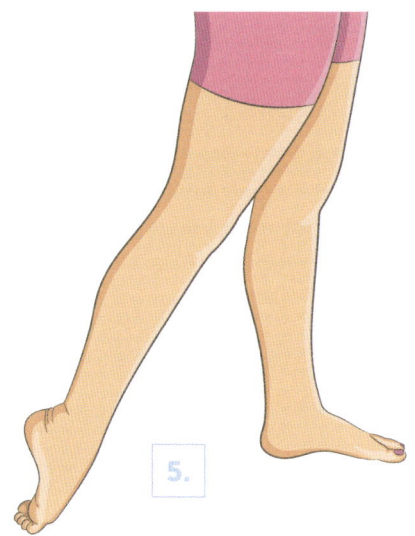

7. Die Zehen einzeln anheben
(Siehe auch Übung 5 bis 10, Seite 86 ff.)

Heben Sie zunächst jeweils die große Zehe an, die anderen Zehen bleiben auf dem Boden.

Heben Sie anschließend auch die 2., 3., 4. und die 5. Zehe nacheinander an.

Üben Sie, die Zehen einzeln so zu bewegen, wie Sie dies mit den Fingern tun würden (oder versuchen Sie es zumindest).

Mit dem anderen Fuß wiederholen.

5.

6. Die Zehen passiv spreizen
(Siehe auch Übung 11, Seite 87 ff.)

Greifen Sie mit der linken Hand den rechten Fuß (er liegt auf dem linken Knie) und schieben Sie die Finger zwischen die einzelnen Zehen.

Um die Dehnung zu verstärken, schieben Sie die Finger immer weiter in Richtung Fußballen.

Mit dem anderen Fuß wiederholen.

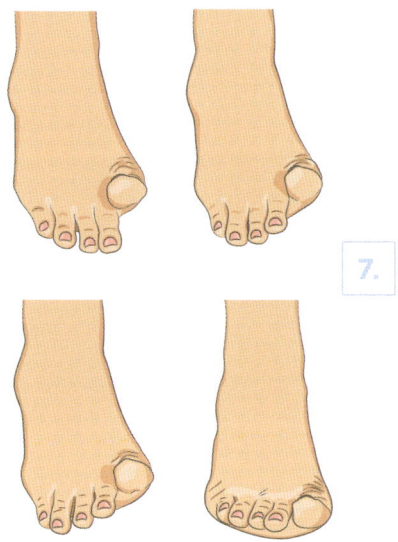

7.

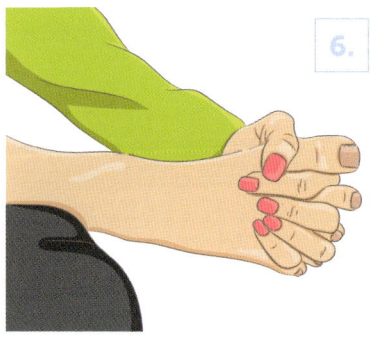

6.

8. Ran an den Ball!
(Siehe auch Übung 12, Seite 89 ff.)

Stellen Sie sich aufrecht hin, die Füße sind dabei parallel ausgerichtet. (Sie können sich auch hinsetzen, um den Druck zu reduzieren.)

116   Gesunde Füße – *step by step*

Stellen Sie einen Vorfuß auf einen Massage- oder Tennisball, die Ferse bleibt auf dem Boden.

Rollen Sie unter ständigem Druck mit der Fußsohle über den Ball. Halten Sie an verschiedenen Stellen 20 bis 30 Sekunden lang inne.

Mit dem anderen Fuß wiederholen.

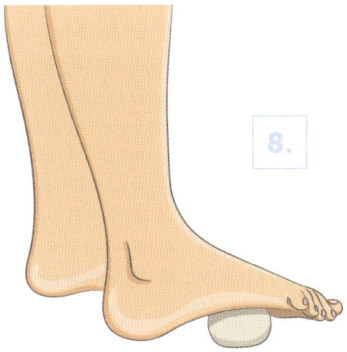

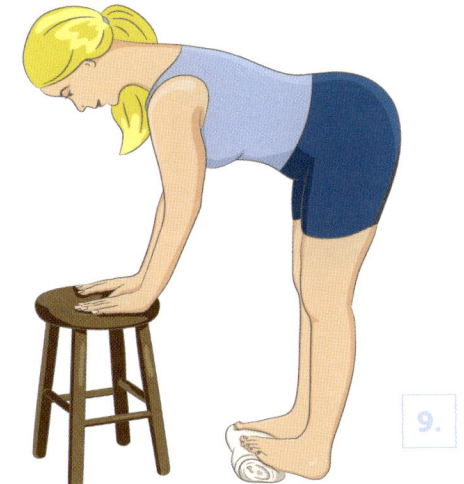

9. Die Beinrückseiten dehnen
(Siehe auch Übung 3, Seite 83 f.)

Stellen Sie sich mit gestreckten Beinen vor einen Hocker.

Stellen Sie beide Fußballen auf eine Handtuchrolle und lassen Sie die Fersen zum Boden sinken. Richten Sie dabei die Füße gerade aus.

Beugen Sie sich mit geradem Rücken aus der Hüfte heraus nach vorn und schieben Sie das Steißbein zur Decke hin an. Legen Sie Ihre Handflächen auf den Hocker.

10. Vorwärtsbeugen an der Wand
(Siehe auch Übung 4, Seite 84 ff.)

Setzen Sie sich auf eine Handtuchrolle oder ein Kissen. Knie und Oberschenkel sind locker und gestreckt.

Drücken Sie die Fersen gegen die Wand.

Strecken Sie nun die Hände zur Wand. Beugen Sie sich (mit geradem Rücken) aus der Hüfte nach vorn und federn Sie nicht.

Atmen Sie entspannt ein und aus.

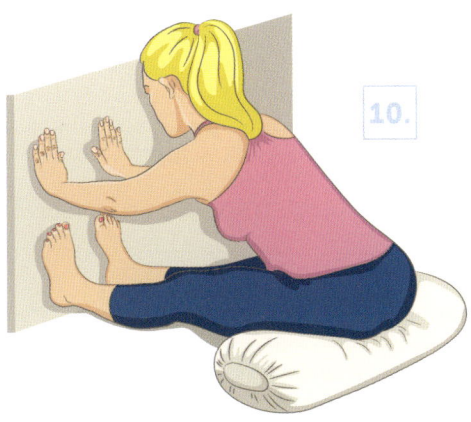

Bezugsquellen

Auf meiner Internetseite *Nutritious Movement* stelle ich Ihnen die von mir veröffentlichten Bücher und DVDs vor. Darüber hinaus gibt es auf *Nutritious Movement* ein Bezugsquellenverzeichnis für Minimal- bzw. Barfußschuhe.

Allgemeine Empfehlungen dazu finden Sie in meinem Beitrag „Shoes: The List" (*https://nutritiousmovement.com/shoes-the-list*).

Empfehlungen für die warme Jahreszeit habe ich in dem Beitrag „Shoes: The Summer List" (*https://nutritiousmovement.com/shoes-the-summer-list*) zusammengefasst und Empfehlungen für die kalte Jahreszeit im Beitrag „Shoes: The Winter List" (*https://nutritiousmovement.com/shoes-the-winter-list*).

Weitere Informationen zu Minimal- und Barfußschuhen finden Sie unter *barfuss-schuhe.org* und eine gute Übersicht zu Minimalschuhen im Testvergleich unter *www.minimalschuhe.de*.

Massage- und Faszienbälle: *www.blackroll-orange.de*

Pedalo®-Trainingshilfen zur Verbesserung der natürlichen Haltung und Steigerung der Fußgesundheit: *www.pedalo.de*

Schuhe mit Minusabsatz: Jaco Canadian Wellness-Schuhe (in Roots®-Machart):
z. B. zu beziehen über *www.jaco-canadian.com*
oder *www.gernemalwieder-jacoform-u-roots.de*;
Jacoform: *www.jacoform.de*; Kalsø Earth: z. B. erhältlich bei *www.sarenza.ch*;
Kommod Classic-Schuhe: *www.w4tler.at/schuhe/comod-classic* (Waldviertler)

Schuhe mit Nullabsatz: z. B. erhältlich bei *www.baer-schuhe.de*

Steinmassagematten: *www.panoptikum.net/drogerie/3326261031i.htm*

Zehenspreizer: CorrectToes™ (Zehenspreizer); *www.happytoes.de*
My-Happy Feet, The Original Foot Alignment Socks (Zehenspreizersocken) *www.my-happyfeet.com* (in englischer Sprache); ebenso erhältlich unter *www.proidee.de/?P=200204773&sourceRefKey=vqsHiz0El*

Literaturverzeichnis

Bowman, Katy: *Bewegung liegt in deiner DNA. Wie man lernt, sich wieder natürlich zu bewegen und dadurch gesund wird.* riva Verlag, München 2016

Csapo, R.; Maganaris, C.; Seynnes, O., und Narici, M.: „On muscle, tendon and high heels". In: *Journal of Experimental Biology*, Bd. 213/2010, S. 2582–2588

Fox, Sabrina: *Auf freiem Fuß. Ein Jahr ohne Schuhe?* Ullstein Verlag, München 2015

Greb, Peter: *Ballengang. Rückenschmerzen und Haltungsschäden vorbeugen. Wissenswertes über das natürliche Gehen.* Koha Verlag, Burgrain 2014

Larsen, Christian: *Gut zu Fuß ein Leben lang. Erfolgsmethode Spiraldynamik® mit 50 wirkungsvollen Übungen.* Goldmann Verlag, München 2010

Luijpers, Wim: *Die Heilkraft des Gehens. Gesunder Rücken, bewegliche Gelenke, starke Füße.* Goldmann Verlag, München 2014

Rogall, Thomas: *Die Kunst des Gehens. Schritt für Schritt zu gesunden Füßen.* Nymphenburger Verlag, München 2011

Stark, Carsten: *Füße gut, alles gut. Ganzheitlich gesund ohne Einlagen, Medikamente und OP.* Südwest Verlag, München 2014

Register

Abductor digiti minimi 21, 21
Abduktion 60
Absatz 49, 50, 51, 52, 53, 608, 61, 62, 63, 64, 65, 68, 71, 81, 97, 99, 103, 108, 111
Adduktion 60
Auswärtsdrehung 31, 32, 33, 34, 46

Ballen 46, 79, 88, 115
Ballenzehe 18, 42, 43, 44, 45, 46, 47
Barfußschuhe 7, 108, 118
Becken 37, 38, 39, 40, 41, 67, 78, 80, 83, 84, 101, 102
Biomechanik 4, 12, 14, 44, 49, 62, 96, 101, 122
Brachymetatarsie 23

Calcaneus 16

Dehnübungen 8, 77, 78, 84, 95, 114
Diabetes 4, 78

einkrallen 38, 60, 63
Exostose 43

Faszien 19
Ferse 28, 32, 38, 51, 52, 79, 90, 111, 112, 115, 117
Fersenbein 16, 37
Fitnessschuhe 62, 63
Fußgelenk 28, 40, 52, 63, 73, 79, 80, 82, 86, 106, 110, 114, 115
Fußheilkunde 4, 40, 108
Fußmuskeln 21, 25, 35, 37, 56, 86, 91, 95
Fußsohle 25, 56, 58, 85, 86, 90, 117
Fußtraining 78

Gangmuster 12, 27, 28, 29, 43, 93, 94, 111
Geometrie 12, 13, 49, 52, 54, 55, 56, 60, 62, 83, 101, 105, 110
Großzehenspreizer 87

Hallux 4, 22, 42, 43, 44, 45, 47, 87
Hallux valgus 4, 42, 43, 44, 45, 47, 87
Hammerzehen 4, 35, 38, 54, 59, 81
Hüfte 52, 79, 82, 84, 85, 106, 108, 115, 117
Hühneraugen 4, 23, 24, 25

Kahnbein 16
Keilbein 16
Knöchel 28, 58
Knochenmineraldichte 38
Knochensporn 40
Körperachse 62
Krallenzehe 18

Lotosfuß 59

Metatarsalgie 38
Minimalschuhe 7, 72
Minusabsatz 40, 71, 97, 112, 118
Mittelfuß 23, 108
Myofasziale 90

Nullabsatz 118

Os cuboideum 16
Os cuneiforme intermedium 16
Os cuneiforme mediale 16
Os metatarsale 16
Os naviculare 16
Osteoporose 38

*Phalange*n 22
Phalanx distalis hallucis 16
Phalanx proximalis hallucis 16
Plantarfasziitis 38, 54, 111
*Plantarflexio*n 85
Podiatrie 108
Polyneuropathie 78

Rückfuß 41

Schaukelsohle 62
Schwiele 25
Sprungbein 16
Syndaktylie 23

Talus 16

Überpronation 43

Vorderkappe 50, 51, 53, 59, 63, 64, 65, 67, 68, 97
Vorfuß 28, 37, 38, 41, 45, 50, 51, 62, 90, 108, 117

Würfelbein 16

Zehenmuskulatur 59, 81, 83
Zehentrenner 89

© Katy Bowman 2016

Titel der Originalausgabe: *Simple Steps to Food Pain Relief. A New Science of Healthy Feet*, erschienen bei *BenBella Books*, Dallas/Texas

Translation Rights arranged with *BenBella Books*, Dallas/Texas
Arranged through Sylvia Hayse Literary Agency, LLC/USA, and Agence Schweiger, France

© Hans-Nietsch-Verlag 2017
Alle Rechte vorbehalten. Nachdruck, auch auszugsweise, nur mit ausdrücklicher Genehmigung des Verlages gestattet.

3. Auflage Mai 2018

Lektorat: Susanne Noll, Ute Orth
Korrektorat: Petra Westermann
Fotos: Shutterstock
Illustrationen: Evgennya Balchinova
Umschlaggestaltung: Guter Punkt, München
Layout: Kurt Liebig
Druck: Dimograf Sp z o.o., Bielsko-Biała/Polen

Hans-Nietsch-Verlag
Schauinslandstr. 136 h
79100 Freiburg

www.nietsch.de
info@nietsch.de

ISBN 978-3-86264-404-9

Ann Gillanders

Reflexzonen Massage

Das große Praxisbuch

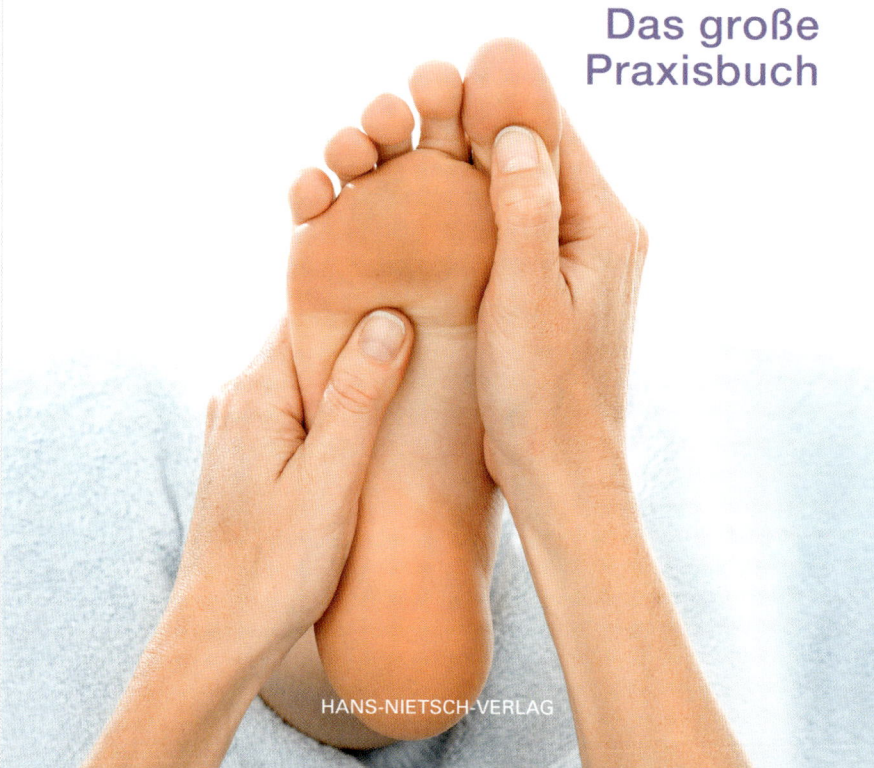

HANS-NIETSCH-VERLAG

www.nietsch.de

Mark Kan

YOGA
Das große Praxisbuch

Philosophie, anatomische Grundlagen, Asanas, Pranayama, Mudras, Bandhas und Meditation

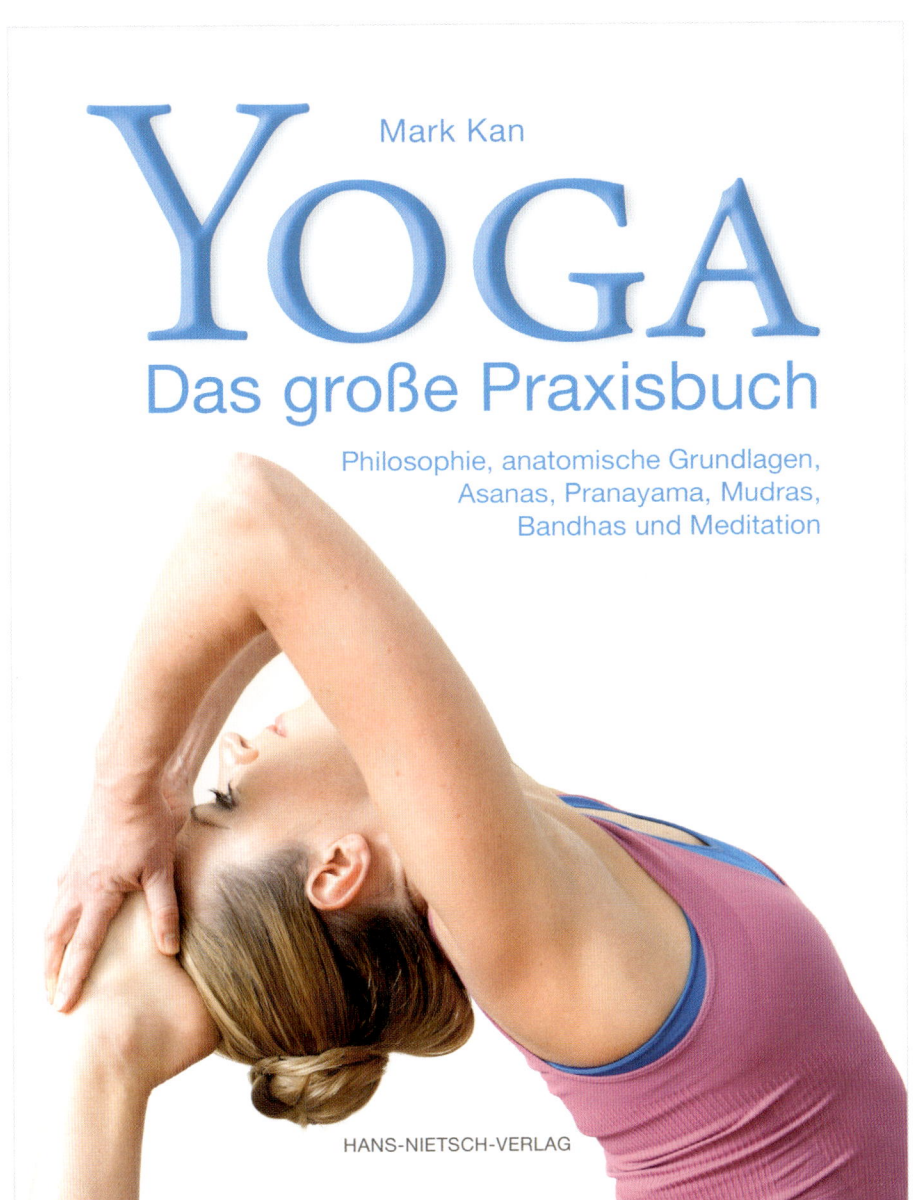

HANS-NIETSCH-VERLAG

www.nietsch.de

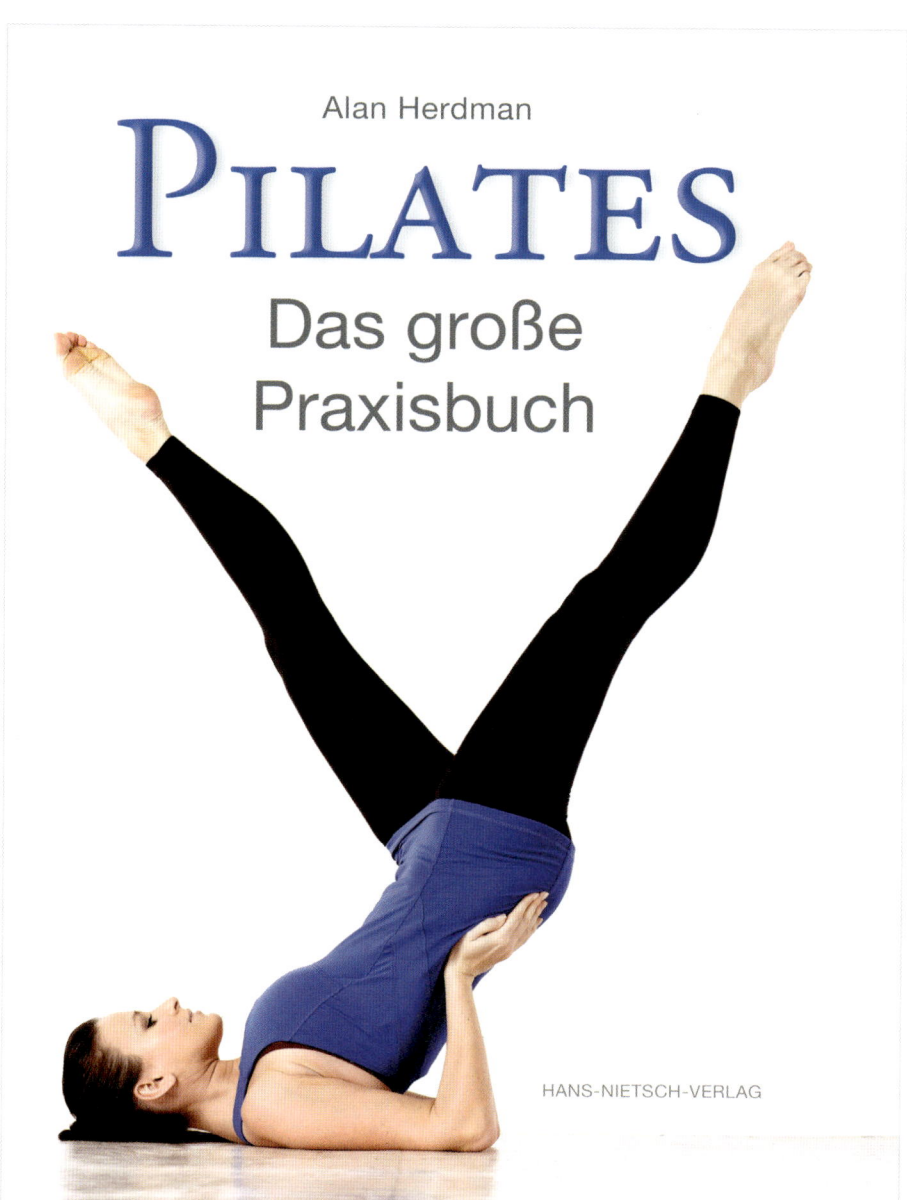

Alan Herdman

Pilates
Das große Praxisbuch

HANS-NIETSCH-VERLAG

www.nietsch.de

Tobias Frank

Thai Yoga

Körper und Seele berühren

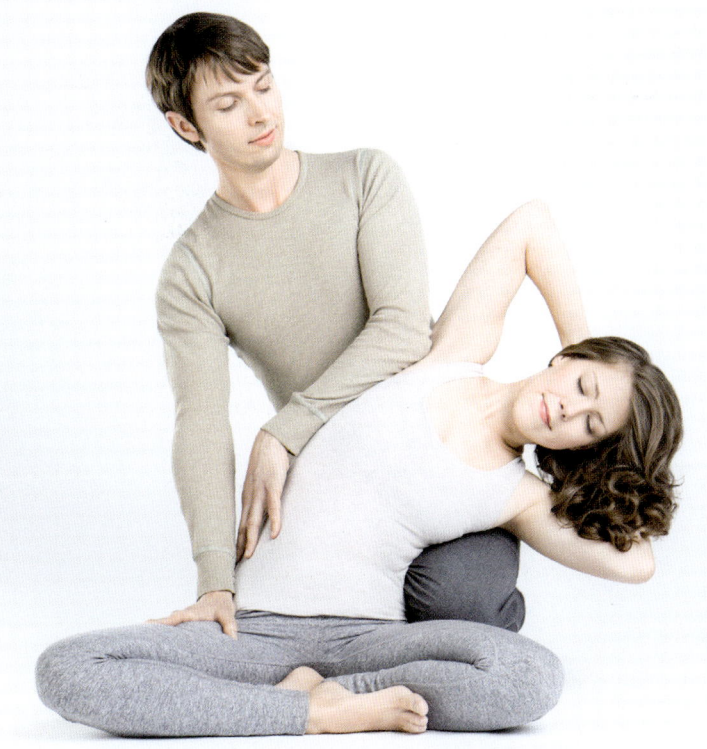

HANS-NIETSCH-VERLAG

www.nietsch.de